Fühl dich wohl!

Elly M. Degen

Bauch, Beine, Po

Work-out für die schlanke Linie

compact via

Außerdem erhältlich:
Heilfasten – Für mehr Gesundheit und Energie
Massage – Entspannung für Körper und Geist
Pilates – Für mehr Fitness, Beweglichkeit und eine gute Figur
Rückentraining – Sanft die Wirbelsäule stärken
Yoga – Energie und Entspannung für jeden Tag

compact via ist ein Imprint der Compact Verlag GmbH

Text: Elly M. Degen (außer S. 55)
Redaktion: Christine Hoffmann
Produktion: Wolfram Friedrich
Titelabbildung: mauritius images
Layout: h3a GmbH, München
Umschlaggestaltung: h3a GmbH, München

ISBN 978-3-8174-8255-9
5282551

Besuchen Sie uns im Internet: www.compact-via.de

Inhalt

Einfach wohlfühlen!

Wer gesund und fit ist, fühlt sich einfach wohl. Zu einer bewussten Lebensweise gehört eine ausgewogene Ernährung genauso wie ein effektives Sportprogramm. Die gute Nachricht: Das ist gar nicht so schwer! Wichtig ist nur, dass Sie eine Sportart und ein Ernährungskonzept gefunden haben, die zu Ihnen passen. So macht Fitness nämlich Spaß. Und ein aktives Leben bedeutet mehr Wohlbefinden und Lebensfreude.

Ihr persönlicher Sportclub Mrs. Sporty (Mitbegründerin Tennis-Profi Stefanie Graf) und die compact-via-Buchreihe „Fühl dich wohl!" weisen Ihnen den Weg zu einem aktiven und gesunden Lebensstil. Mit sanftem, individuellem Training und einem ausgewogenen Ernährungsprogramm erreichen Sie Ihr persönliches Ziel – und das ohne großen Aufwand. Das bestätigen auch 100.000 andere Frauen in Deutschland, Österreich, Frankreich und der Schweiz, die in ihrem persönlichen Mrs. Sporty Club Tag für Tag ihre Gesundheit verbessern.

Das Mrs.-Sporty-Konzept basiert auf einem 30-Minuten-Training und ist die optimale Kombination aus vielfältigen Kräftigungs- und Konditionsübungen. Schon zwei bis drei Mrs.-Sporty-Trainingseinheiten pro Woche genügen, um nachweisliche Effekte zu erzielen. Denn das Training aktiviert in kurzer Zeit alle wichtigen Muskelgruppen und sorgt dafür, dass der eigene Energieverbrauch steigt sowie das Herz-Kreislauf-System gestärkt wird. Das Ganzkörpertraining besteht aus fünf wichtigen Phasen: Aufwärmen, Kräftigungsübungen und Konditionstraining, Abkühlen und Dehnen. Zur kompetenten Beratung stehen Ihnen in allen Mrs. Sporty Clubs Spezialisten für Sport und Gesundheit zur Seite. Dieses Mrs.-Sporty-Trainingsprogramm können Sie mit den in der compact-via-Reihe „Fühl dich wohl!" vorgestellten sanften Wohlfühlthemen optimal ausbauen.

Mrs. Sporty unterstützt alle sportlichen Aktivitäten, die Sie auch zu Hause ausüben können. Wie das einfach und nachhaltig gelingt, erfahren Sie im vorliegenden Buch. Hier erhalten Sie zunächst grundlegende Informationen und wertvolles Hintergrundwissen. Darauf folgt ein ausführlicher Praxisteil mit illustrierten Anleitungen: leicht verständlich beschrieben und für Einsteiger geeignet.

Gut in Form und gut geformt

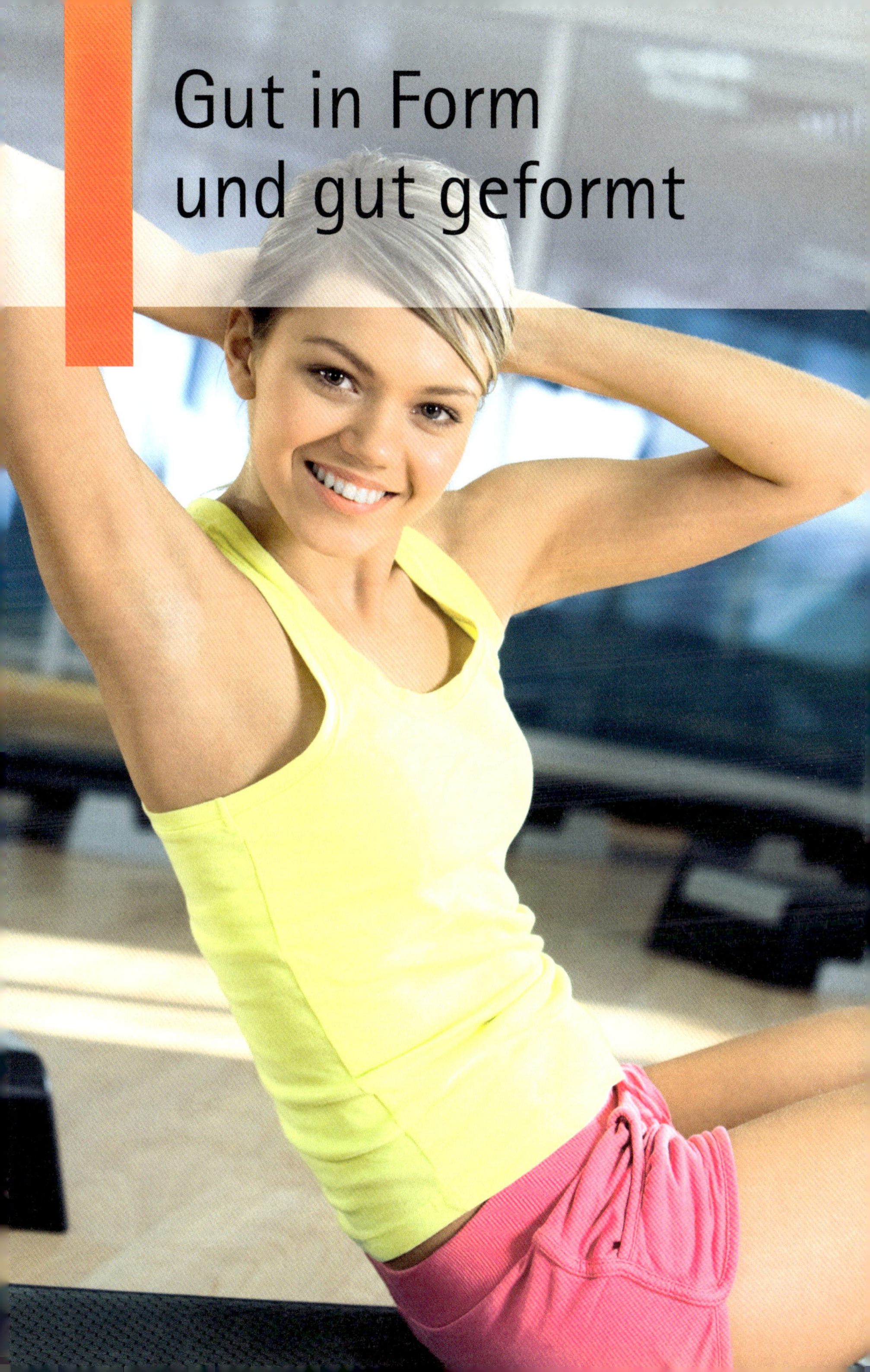

Sport für einen gesunden Körper

Wer schön sein will, muss nicht leiden

Im Grunde ist der Mensch ein fantastisches Geschöpf der Natur, nämlich eine sich selbst regenerierende Maschine. Und für diese Regeneration bzw. für eine Steigerung seiner Leistungsfähigkeit braucht es weniger, als Sie vielleicht denken. Den Spruch „Wer schön sein will, muss leiden" können Sie wirklich getrost in die Mottenkiste packen.

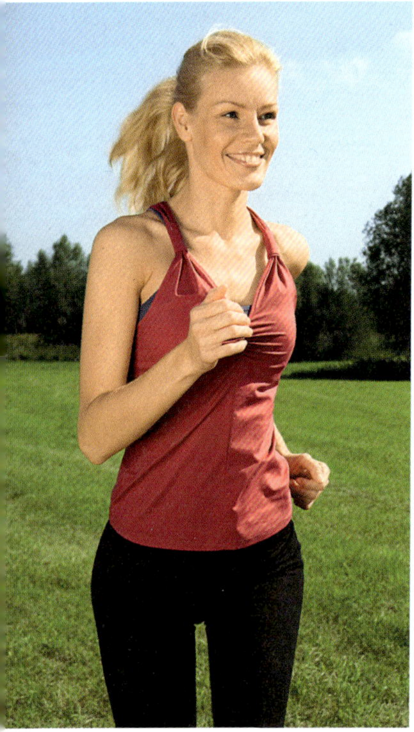

Wer rastet, der rostet

Was müssen Sie aber dazu tun? Sorgen Sie für Bewegung, Bewegung und nochmals Bewegung – und das nicht in irgendeinem imaginären Spitzenbereich, sondern maßvoll, dafür jedoch regelmäßig und v.a. konsequent. Wer rastet, der rostet – eine immer aktuelle Binsenweisheit.

Stillgesetzt

Unser Körper besteht aus einem ausgeklügelten System von miteinander arbeitenden Muskeln, Bändern und unterschiedlich aufgebauten Gelenksystemen. Er ist ein Halte- und Bewegungsapparat, der jedoch immer mehr Halte- anstatt Bewegungsarbeit zu leisten hat. Die Notwendigkeit körperlicher Arbeit hat sich dank modernster Technik drastisch reduziert und schrumpft seit Jahren immer weiter. U.a. hat die Computer- und moderne Kommunikationstechnologie uns regelrecht „stillgesetzt". Dabei steht Bewegungsmangel neben Rauchen, Übergewicht und Bluthochdruck ganz oben auf der Liste der Risikofaktoren, z.B. für Herz-Kreislauf-Erkrankungen.

Nicht nur um der Schönheit willen

Ein Ungleichgewicht der Muskeln kann schmerzhaft sein.

Mangels Beschäftigung verlieren Muskeln nicht nur ihre Kraft, ihre jeweiligen Partner bzw. Gegenspieler neigen in solchen Fällen fast durchweg dazu, sich zu verkürzen. Ein solches, Muskelgruppen betreffendes, Ungleichgewicht – muskuläre Dysbalance genannt – beeinträchtigt nicht nur die Körperstatik, es kann auch zu entsprechenden Beschwerdebildern führen. Viele Menschen haben heutzutage Rückenschmerzen, die aus dieser Dysbalance resultieren. Die Bauchmuskulatur hat v.a. die Aufgabe, das Becken zu stabilisieren. Die Pomuskulatur hilft ihr dabei. Sind beide zu schwach ausgebildet, wird das Becken in der Folge ausweichen können.

Es kippt dann nach hinten. Sie kennen dieses Phänomen unter dem Namen „Hohlkreuz". In den meisten Fällen findet man gleichzeitig eine verkürzte Hüftbeuge- sowie eine verkürzte untere Rückenstreckmuskulatur vor.

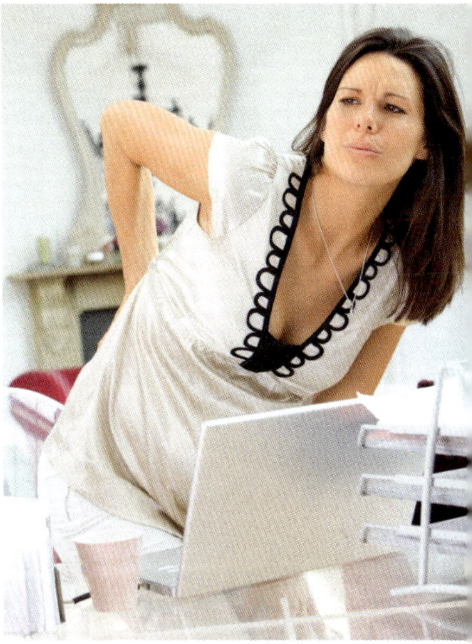

Befindet sich hingegen die Rumpfmuskulatur in einem funktionellen Gleichgewicht, ist die Muskulatur in der Balance und das Becken steht gesund und munter aufgerichtet in der sogenannten Beckenmittelstellung. Eine Dysbalance kann jedoch nicht nur durch mangelndes, sondern auch durch zu einseitiges Training entstehen. Für manche Sportarten ist es notwendig, bestimmte Muskelgruppen ganz besonders intensiv zu kräftigen. Werden ihre Gegenspieler dann nicht entsprechend gedehnt und aufgebaut, sind Verletzungen schon vorprogrammiert.

TIPP

Vielseitigkeit ist Trumpf

Trainieren Sie nie einseitig. Mit einem „Rundum-Training" erreichen Sie letztendlich weitaus mehr.

Schließen Sie Freundschaft mit sich selbst

Bauch, Beine und Po – offen gesprochen steht kaum eine andere Körperpartie so häufig und unerbittlich in der Kritik wie diese. Der Bauch ist zu dick und zu schwabbelig; die Taille einfach nicht zu sehen; die Beine sind zu lang, zu kurz oder zu füllig und der Po schlaff und platt gesessen. Vom einen hat man zu viel, vom anderen zu wenig und v. a. ist Platz für die sogenannten Problemzonen.

Die Medien vermitteln ein falsches Bild von Problemzonen.

Doch was sind eigentlich Problemzonen und wie werden sie zu solchen? Ganz einfach, meinen Sie vielleicht. Es genügt doch bereits ein vergleichender Blick zwischen dem, was uns Fernsehwerbung und Hochglanzmagazine vermitteln, und unserem eigenen, tagtäglich wahrgenommenen Spiegelbild. Glauben Sie nicht alles, was Sie sehen! Lügen können manchmal sehr lange und manchmal auch außergewöhnlich hübsche Beine haben. Fotos lassen sich manipulieren, Schauspieler doubeln und der ein oder andere wohlgeformte Po ist das Ergebnis chirurgischer Meisterleistung.

Natürlich – es gibt sie trotzdem, die Menschen, denen die Natur ein beneidenswert straffes Bindegewebe in die Wiege gelegt hat, die essen können, was sie wollen, die eine Hantel nur anzusehen brauchen und schon wachsen ihnen Muskelberge. Verzagen Sie nicht. Diese Glückspilze sind rar gesät und für alle anderen Normalsterblichen gilt der Grundsatz: No body is perfect. Und alle Menschen sind verschieden.

INFO

High Heels und Dysbalancen

Die unnatürliche Fuß-Unterschenkel-Haltung beim Tragen von Schuhen mit hohen Absätzen führt schnell zu einer verkürzten Wadenmuskulatur, und die Schienbeinmuskulatur hat nicht so viel zu tun, dass sie „gegenhalten" könnte. Tun Sie sich und Ihren Beinen deshalb einen Gefallen, indem Sie die Wadenmuskeln regelmäßig dehnen und auch die Schienbeinmuskeln etwas kräftigen.

Körpertypen

Mensch ist nicht gleich Mensch. Es gibt große, schlanke, athletisch gebaute wie auch gedrungene, eher rundliche Typen. Die Wissenschaft arbeitet schon seit längerem mit einer solchen Typologie und ordnet den drei Konstitutionstypen charakteristische Merkmale zu. Alle drei Typen treten selten isoliert auf – die meisten Menschen sind Mischtypen.

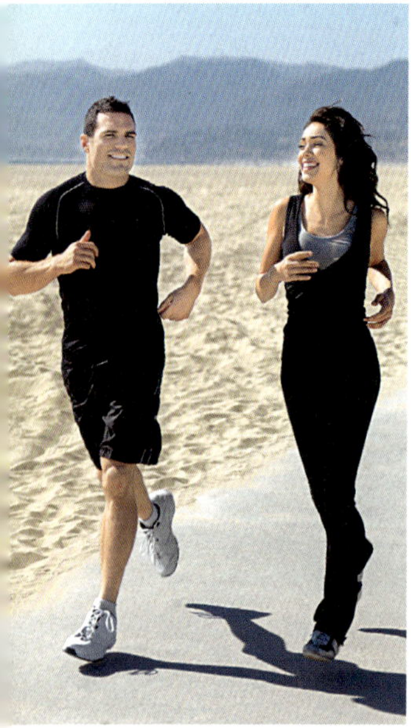

Welche Auswirkungen der Körpertyp haben kann

Egal zu welchem Typ Sie gehören, die genetische Veranlagung können Sie dennoch nicht allein für Ihr Erscheinungsbild verantwortlich machen. Sie legt einzig die Basis fest. Training kann Ihren Typ in gewissen Maßen verändern, und Sie können an den gewünschten Stellen durchaus selbst Muskeln auf- und Fettpölsterchen abbauen. Gehören Sie beispielsweise zum eher endomorphen Typus, ist Ihr Stoffwechsel wahrscheinlich eher langsam, und Sie haben häufig das Gefühl, allein schon vom bloßen Betrachten von Essbarem zuzunehmen. D. h., schon ein kleines bisschen zu viel an gutem Essen und etwas zu wenig an Bewegung bewirkt, dass die Fettpölsterchen zunehmen. Durch gezieltes Training lassen sich die „Reserven für schlechte Zeiten" jedoch im Zaum halten. Hagere und hoch aufgeschossene Typen werden hingegen selten zu Übergewicht neigen. Diese häufig Superdünnen müssen sich dafür allerdings auch redlich abmühen, bevor sich bei ihnen hier und da die gewünschte Muskulatur bildet.

Sie würden sich eher dem athletischen Typus zuordnen? Glückwunsch – Sport ist für solche Menschen meist kein Muss, sondern fast schon eine Lebenseinstellung. Doch auch sie besitzen eine Achillesferse: Die überdurchschnittlich gute Fähigkeit, Muskeln aufzubauen, geht Hand in Hand mit einer zur Verkürzung neigenden Muskulatur. Dehnen und Stretchen ist daher dringend gefragt, um Dysbalancen Einhalt zu gebieten. Überraschenderweise zeigen athletische Typen bei zu wenig Bewegung die Tendenz, Fettreserven anzulegen. Fettarme Kost kann helfen vorzubeugen.

INFO

Die drei Körpertypen

mesomorph – athletisch
ektomorph – hager, hochgewachsen
endomorph – rundlich, gedrungen

Problemzonen – eine genetische Altlast?

Bei Männern legt der Körper die Fettreserven in erster Linie um die Körpermitte an – die Taille verschwindet, der Bauch wird „über der Hose getragen". Bei Frauen verteilen sie sich eher gleichmäßig um die Hüften. Biologisch betrachtet sind diese Vorgänge absolut sinnvoll. Unsere männlichen Vorfahren waren lange Zeit für die Jagd und den Schutz der Familie zuständig. Gut zu Fuß zu sein war damals für den gesamten Clan überlebenswichtig. Wenn schon Fettreserven für Notzeiten anlegen, dann bitte auf keinen Fall an Beinen oder Po – denn diese Muskulatur war notwendig, um schnellen Schrittes dem Beutetier folgen zu können.

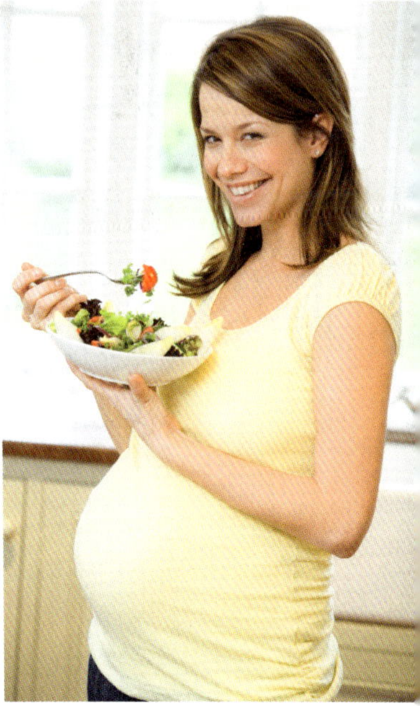

Den Frauen oblag und obliegt es immer noch, den Nachwuchs auf die Welt zu bringen. In der Schwangerschaft wollen Kind und Mutter versorgt wie auch umsorgt sein. Der Nachschub an Nahrung war nicht immer regelmäßig, geschweige denn überhaupt sichergestellt. War genug vorhanden, wurde entsprechend gegessen und der Organismus sorgte in Form von Fettdepots vor.

Sinnigerweise legt der weibliche Körper diese Depots so an, dass sie im Falle einer Schwangerschaft auch noch helfen, das Ungeborene wie durch ein dickes Polster zu schützen. Dies hat mit der Tatsache zu tun, dass der weibliche Körper extrem gut darauf ausgerichtet ist, den Nachwuchs heil auf die Welt zu bringen. Leider wirkt dieses Schutzpolster in unseren heutigen Augen wenig attraktiv.

Der Figurcheck

Fitness und Ernährung sind eng miteinander verbunden. Ohne eine Ihrem persönlichen Bedarf angepasste Ernährung bleiben alle Mühen in Richtung Traumfigur kläglich auf der Strecke – egal wie viel und wie häufig Sie Sport treiben. Halten Sie deshalb Maß und ernähren Sie sich vitaminreich und fettarm – dann klappt es auch mit der Figur.

Wie viel ist genug?

Grund- und Leistungsumsatz beeinflussen den Kalorienbedarf.

Ihr täglicher Kalorienbedarf hängt von zwei Faktoren ab – dem Grundumsatz und dem Leistungs- oder Arbeitsumsatz. Der Grundumsatz ist die tägliche Energiemenge, die nötig ist, um alle Körperfunktionen im Ruhezustand aufrechtzuerhalten. Je nach Alter, Geschlecht und Körpergröße verbrauchen Sie zwischen 1200 und 1600 kcal am Tag. Männer haben im Vergleich zu Frauen einen um etwa 10 Prozent höheren Bedarf. Mit dem Alter sinkt der Energiebedarf. Zu diesem Grundumsatz gesellt sich der Leistungs- bzw. Arbeitsumsatz. Hierunter fallen alle körperlichen wie auch geistigen Aktivitäten, so auch Sport. Die Höhe des zusätzlichen Energiebedarfes hängt von der Intensität der Belastung ab.
Ganz klar – wer sich ordentlich bewegt und beispielsweise die Treppe anstelle des Aufzugs nimmt, der verbraucht mehr Energie und darf ein paar Kalorien mehr zu sich nehmen. Doch bevor Sie jetzt verbissen Grund- und Arbeitsumsätze errechnen und Kalorie für Kalorie zählen, sollten Sie auch auf Ihr Wohlfühlgewicht achten! Es kann durchaus sein, dass Sie sich mit ein paar Pfunden mehr besser, leistungsfähiger und rundum glücklicher fühlen.

Broca-Formel und Bodymass-Index

Zur Berechnung Ihres Normalgewichts hält sich recht hartnäckig die sogenannte Broca-Formel. Diese Berechnungsweise gilt jedoch mittlerweile als überholt, da sie zu wenig auf die unterschiedlichen Körpertypen eingeht.

INFO

Broca-Formel für Frauen

Normalgewicht: Körpergröße in Zentimetern minus 100, minus 10 Prozent
Idealgewicht: Normalgewicht minus 15 Prozent

Broca-Formel für Männer

Normalgewicht: Körpergröße in Zentimetern minus 100
Idealgewicht: Normalgewicht minus 10 Prozent
Ein Übergewicht würde ab einem Körpergewicht von ca. 20 Prozent über dem Broca-Normalgewicht vorliegen.

Wesentlich genauer ist der Bodymass-Index (BMI). Diese Berechnungsmethode berücksichtigt den jeweiligen Konstitutionstyp. Der BMI ergibt sich, wenn man das eigene Körpergewicht (in Kilogramm) durch das Quadrat der Körperlänge (in Metern) teilt. Das Ergebnis (der Quotient) gibt Ihnen einen Anhaltspunkt zur Bewertung Ihres Gewichtes.

INFO

Bodymass-Index

$$\frac{\textit{aktuelles Körpergewicht in Kilogramm}}{\textit{Körpergröße in Metern}^2}$$

Je nach Ergebnis wird das Gewicht den Kategorien Untergewicht, Normalgewicht, Übergewicht oder behandlungsbedürftiges Übergewicht zugeordnet. Um herauszufinden, welcher Kategorie Ihr persönliches Gewicht angehört, vergleichen Sie bitte einfach Ihren Wert mit den in der unten stehenden Tabelle angegebenen Werten.

INFO

BMI Richtwerte

	Frauen	**Männer**
Untergewicht	*unter 19*	*unter 20*
Normalgewicht	*19 – 23*	*20 – 25*
Übergewicht	*24 – 30*	*25 – 30*
behandlungsbedürftiges Übergewicht	*über 30*	*über 30*

Waist-to-hip-Ratio (WHR)

Die einfachste und preiswerteste Methode – nehmen Sie ein Maßband zu Hilfe. Anhand des Verhältnisses von Taillen- zu Hüftumfang, der WHR, können Sie ebenfalls erkennen, ob Sie zu viel auf den Hüften haben oder nicht. Die Rechnung ist einfach:

$$\frac{\text{Taillenumfang in Zentimetern}}{\text{Hüftumfang in Zentimetern}}$$

Bei Frauen sollte das Ergebnis unter 0,85 liegen, bei Männern unter 1,0. Liegt Ihr persönlicher Wert hingegen deutlich darüber, sollten Sie unbedingt Ihre Ernährungsweise grundlegend überdenken bzw. unbedingt damit beginnen, gezielt Sport zu treiben.

So trainieren Sie richtig

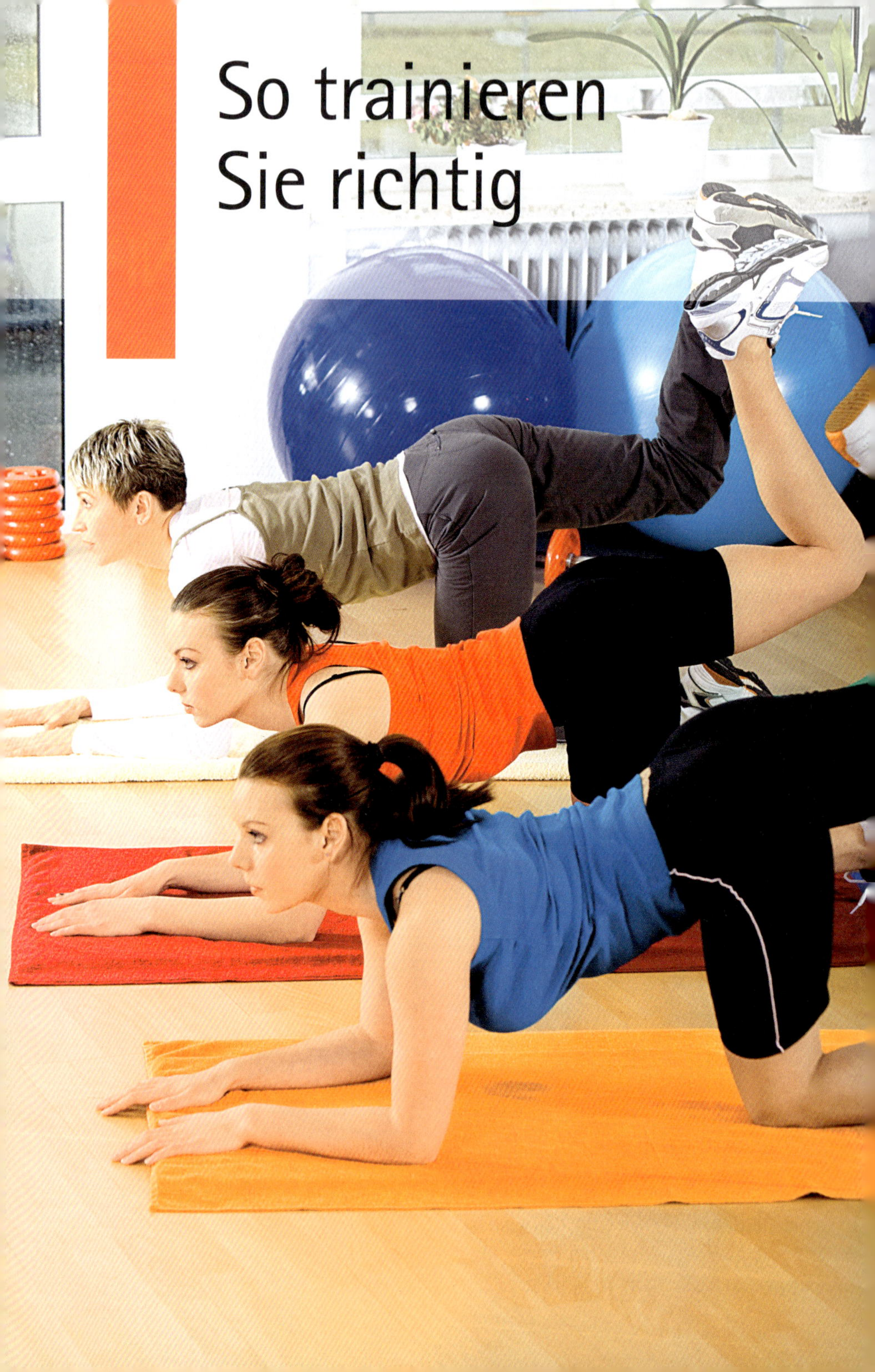

Allgemeine Trainingsgrundlagen

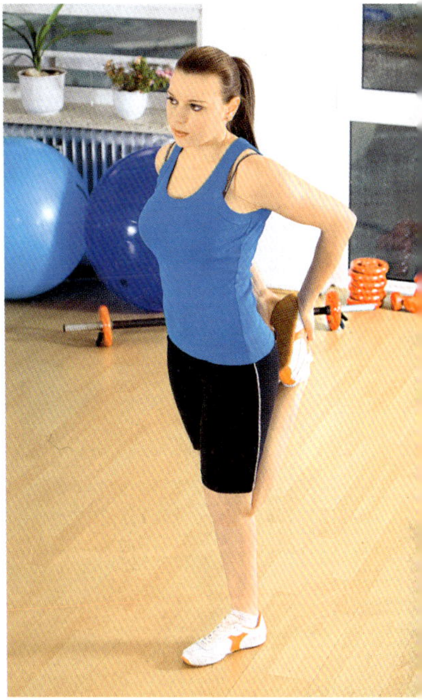

Eigentlich brauchen Sie nicht viel Ausrüstung, um Ihr Bauch-Beine-Po-Training in Angriff nehmen zu können. Sicherlich werden Sie das meiste an Bekleidung oder kleinen Zusatzdingen bereits bei sich zu Hause vorfinden. Schließlich sollen Sie nicht erst eine größere Shoppingtour hinter sich bringen müssen, bevor Sie loslegen können.

So machen Sie eine blendende Figur

Gutes für die Füße

Ein wichtiger Punkt sind die Schuhe. Trainieren Sie möglichst nicht mit nackten Füßen. Besonders Frauen neigen dazu, sehr schnell kalte Füße zu bekommen. Und wer einmal kalte Füße hat, kühlt letztendlich in Windeseile am ganzen Körper aus. Feste Schuhe und warme Socken sollten Sie daher auch beim Training zu Hause tragen, nicht zuletzt der Standfestigkeit zuliebe.

TIPP

Abwechseln

Wechseln Sie von Zeit zu Zeit Ihre Sportschuhe, da deren Stütz- und Dämpfungseigenschaften nach längerem Einsatz deutlich nachlassen.

Was Sie sonst noch brauchen

Durch Zusatzgeräte kann man eine Menge Abwechslung und Spaß ins Training bringen, einige der Übungen intensivieren oder das Training einfach angenehmer gestalten. Eine Matte ist nicht unbedingt nötig, doch manch einer wird es vorziehen, auf einer gut isolierenden und dämpfenden Matte zu üben als auf dem nackten Boden. Die Matte sollte so dick sein, dass der Boden auch im Kniestand oder der Bankstellung (s. S. 26 f.) nicht zu spüren ist bzw. durchdrückt.

Auf einer Matte übt es sich oft angenehmer.

Großes Handtuch

Ebenfalls sehr hilfreich ist ein großes Hand- bzw. Badetuch. Zusammengerollt entlastet es bei bestimmten Übungen Becken- und Schambeinknochen. Frauen mit etwas mehr Busen kann eine Handtuchrolle v. a. bei Übungen aus der Bauchlage Erleichterung verschaffen. Daneben wird es auch für einige Variationen der Übungsausführung eingesetzt.

1-l-PET-Flaschen

Teure Hanteln brauchen Sie nicht zu kaufen. Sammeln Sie lieber einige 1-l-PET-Flaschen mit noch intaktem Schraubverschluss. Je nachdem, mit wie viel Wasser Sie die Flaschen befüllen, erhalten Sie praktische – und insbesondere preiswerte – Zusatzgewichte, mit denen man sehr gut trainieren kann.

TIPP

Gymnastikband

Ein sehr sinnvolles Zusatzgerät, das Sie sich wahrscheinlich kaufen müssen, ist ein Gymnastikband. Dieses bietet eine kostengünstige und gut ins Training integrierbare Variante des gezielten Kraftausdauertrainings.

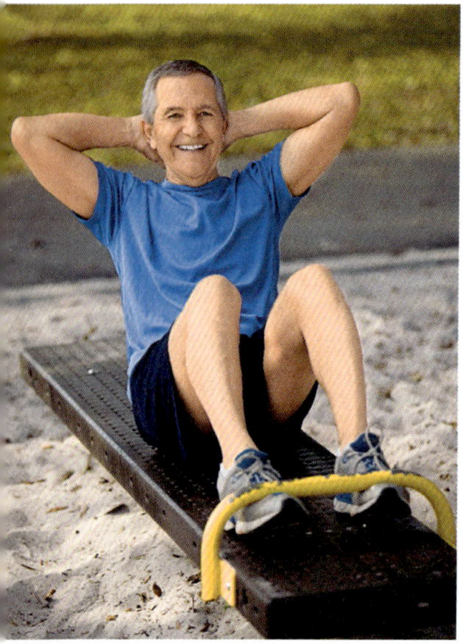

Training – so funktioniert es

Der menschliche Körper ist extrem anpassungsfähig. Je stärker ein Organ beansprucht wird, desto kräftiger wird es. Unterforderung lässt es hingegen verkümmern. Bodybuilder beweisen es immer wieder – mit entsprechendem Training können innerhalb eines Jahres bis zu 50 Prozent an Muskelmasse aufgebaut werden. Ohne mechanische Reize atrophieren (schwinden) die Muskeln hingegen.

Auch beim Altern schwinden die Muskeln peu à peu um 20 bis 40 Prozent. Leichtes Training kann diesen Abbau allerdings verlangsamen. Passen Sie Ihr Training an Ihre individuellen Ziele an. Man unterscheidet zwischen direkt wirksam werdenden Reizen, wie beispielsweise der Herz-Kreislauf- und der Stoffwechsel-Aktivierung, und den längerfristigen Anpassungen des Organismus wie der gesteigerten Herzleistung oder der Senkung der Pulsfrequenz.

Superkompensation

Das Prinzip der Superkompensation (Mehrausgleich oder auch überschießende Reaktion) ist eigentlich ganz einfach und gilt für den Ausdauersportler wie für den Fitnesssportler, der „nur" seine Figur verbessern möchte. Die Kunst besteht darin, das biologische Gleichgewicht geschickt zu stören. Denn sobald der Organismus einen entsprechenden Belastungsreiz erhält, reagiert er nicht nur mit der Wiederherstellung des Ausgangsniveaus, nein, er entwickelt sich über den alten Zustand hinaus und passt sich den gestiegenen Anforderungen durch erhöhte Leistungsfähigkeit an. Der Körper sorgt quasi vor, damit er für zukünftige und wahrscheinlich größere Aufgaben besser gewappnet ist. Ganz schön clever, oder?

INFO

Tempo der Anpassung

Die Anpassung des Körpers auf Belastungen verläuft allerdings nicht linear. Beim Untrainierten geht's noch in Riesenschritten vorwärts, während der langjährige Hochleistungssportler noch mehr Jahre intensiven Trainings bedarf, um sich vielleicht auch nur um wenige Sekunden verbessern zu können.

Wie finde ich das richtige Maß?

Hören Sie in Ihren Körper hinein und achten Sie darauf, welche Signale er Ihnen sendet. Das Training soll Spaß machen, und Sie sollen sich gut gelaunt, ausgeglichen und rundum fit fühlen. Schmerzt der Körper, sind Sie übermäßig müde und schlapp, dann haben Sie sich wahrscheinlich zu viel zugemutet. Trainieren Sie weniger, reduzieren Sie Umfang oder Intensität. Sich schlapp fühlen oder Lustlosigkeit, weil Ihre Leistung stagniert, können Zeichen von Unterforderung sein. Bringen Sie Abwechslung ins Training und erhöhen Sie langsam die Belastung.

Achten Sie auf Ihre Körpersignale.

Wie kontrolliere ich die Belastung?

Am einfachsten lässt sich das Training über die Herzfrequenz, den Pulsschlag, steuern. Hierzu bieten sich zwei Methoden an: Eine normale Armbanduhr mit Sekundenzeiger leistet bereits gute Dienste. Ertasten Sie mit zwei Fingern Ihren Puls an der Halsschlagader oder am Handgelenk und zählen Sie Ihre Pulsschläge. Für den Ruhepuls zählen Sie 15 Sekunden lang jeden Pulsschlag und multiplizieren Sie diese Zahl mit vier. Das Resultat ist Ihr Ruhepulswert für eine Minute. Für den Belastungspuls zählen Sie direkt im Anschluss an das Training. Zählen Sie nun zehn Sekunden lang jeden Pulsschlag und multiplizieren Sie ihn mit sechs. Der errechnete Wert ist Ihre aktuelle Puls- bzw. Herzfrequenz.

Komfortabel – das Herzfrequenzmessgerät

Neben guten Sportschuhen und funktioneller Sportbekleidung ist ein Herzfrequenzmessgerät eine sinnvolle Investition für alle, die etwas mehr und sehr gezielt Sport treiben wollen. Genauer können Sie Ihren Puls nicht bestimmen und bequemer auch nicht. Bei diesen Geräten nimmt ein schmaler Brustgurt mit integriertem Minisender die Herzfrequenz auf und sendet sie per Funk an eine spezielle Armbanduhr, den Empfänger, auf der man dann die Werte exakt ablesen kann.

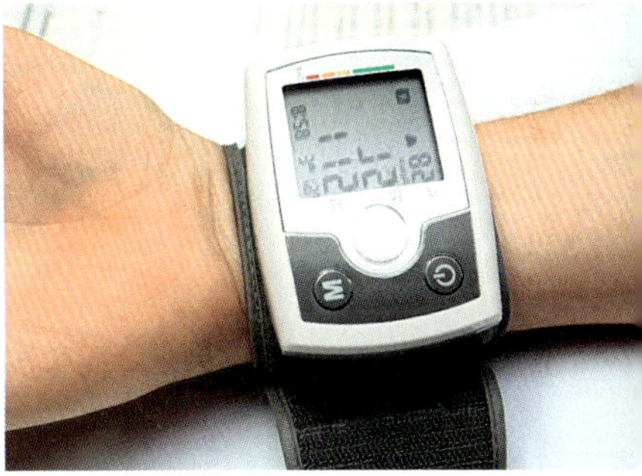

So können Sie jederzeit Ihre genaue Herzfrequenz bestimmen, Belastungen daraus ablesen und ganz genau in definierten Belastungsbereichen trainieren. Der Nachteil: Gute Herzfrequenzmessgeräte sind ziemlich teuer.

Kontinuität – der Schlüssel zum Erfolg

Einmal ist keinmal? Dieser Spruch muss im Grunde bejaht werden, denn von einem einmaligen Trainingsreiz dürfen Sie nun wirklich keine Wunder erwarten. Um eine sichtbare Änderung Ihrer Körperformen oder Ihrer allgemeinen Fitness zu erreichen, müssen Sie Kontinuität in Ihren Trainingsalltag bringen und auch etwas Geduld haben.

Was Training in Ihrem Körper bewirkt, konnten Sie gerade nachlesen, aber zum Thema Training und Figur spuken in den Köpfen mancher noch einige Dinge umher, die entweder schlicht und ergreifend falsch sind oder unter die Rubrik „ja, aber…" einzuordnen wären.

TIPP

Fett in Muskeln umwandeln?

Verabschieden Sie sich von dem Gedanken, dass Sie durch geeignete Übungen Ihre Fettpölsterchen in Muskeln verwandeln könnten. Fett- und Muskelgewebe sind zwei völlig unterschiedlich geartete Gewebetypen. Was Sie durch Training und angepasste Ernährung verändern, ist das Verhältnis von Fett- zu Muskelmasse. Fett bauen Sie durch allgemeines, regelmäßiges Training und eine angepasste Ernährung ab. Muskeln bauen Sie durch adäquates Krafttraining auf.

Optimale Effekte – der richtige Trainingsaufbau

In Abhängigkeit Ihres Ziels, was Sie also trainieren, verbessern oder ändern möchten, gestaltet sich der individuelle Trainingsaufbau.

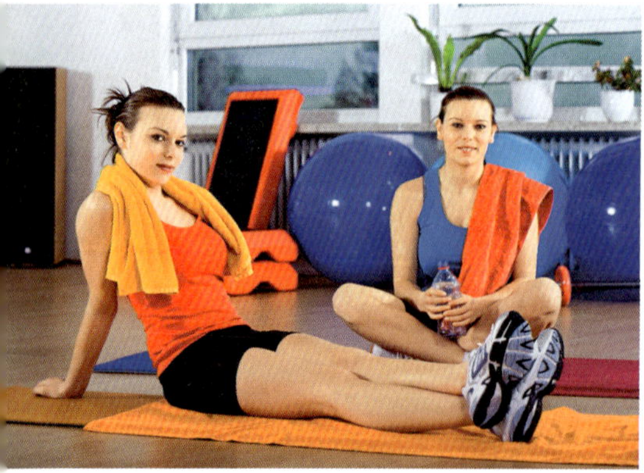

Training nach Plan

Unterschiede in der Trainingsplanung liegen in der den persönlichen Zielsetzungen angepassten Dauer und Intensität der Belastung sowie der Wiederholungsanzahl und den Pausen. Das bedeutet im Klartext: Legen Sie mehr Wert auf die Verbesserung der allgemeinen Fitness in Verbindung mit einer Verbesserung Ihrer Figur, so wählen Sie leichtere Übungen, die Sie relativ häufig wiederholen, bei geringen bis gar keinen Pausen.

Möchten Sie Muskeln aufbauen und an Kraft gewinnen, müssen Sie die Übungen erschweren oder mit Zusatzgewichten arbeiten. Damit einher geht eine Verringerung der Wiederholungszahl. Die Pausen zwischen den Übungen oder Wiederholungen verlängern sich dagegen.

TIPP

Auf die Ausführung achten

Wählen Sie die Intensität der Übungen immer so, dass Sie die Bewegung von Anfang bis Ende immer korrekt ausführen können.

Wie viel, wie oft, wie häufig?

Die „Schnittstelle“ liegt bei etwa acht bis 15 Übungswiederholungen – darunter überwiegt das Training der Kraft, darüber dominiert die Verbesserung der Ausdauer. Ob Sie mehrere Serien – auch Sätze genannt – trainieren möchten, hängt wiederum von Ihrem Ziel ab. Selbst wenn die Meinungen innerhalb der Sportwissenschaft nicht ganz deckungsgleich sind, halten Sie sich bitte an Folgendes:

Mit mehr als 15 Wiederholungen tun Sie etwas für die Ausdauer.

- Steht Ihr Training unter dem Motto: „Fitter und straffer Körper“, absolvieren Anfänger zwei bis drei, Fortgeschrittene drei bis fünf Serien einer Übung mit je 15 bis 20 Wiederholungen.
- Ist Muskelaufbau Ihr Ziel, sollten Sie ebenfalls zwei bis fünf Serien, allerdings nur mit jeweils acht bis 15 Wiederholungen, trainieren.
- Pausieren Sie nach jeder Serie. Halten Sie sich an folgende Werte:

INFO

Ziel	Dauer/Wiederholungen	Intensität	Serien	Serienpause
Maximalkraft (Kraftzuwachs ohne Massenzunahme)	bis 20 Sekunden/drei bis fünf	fast maximal	drei bis sechs	etwa sechs Minuten
Hypertrophie (Vergrößerung des Muskelquerschnitts, Figurformung)	20 bis 50 Sekunden/acht bis 15	submaximal	fünf bis sechs	zwei bis drei Minuten
Kraftausdauer (Verbesserung der Energiebereitstellung, Fitness, Körperstraffung, Fettverbrennung)	50 bis 90 Sekunden/bis zu 30	eher gering	sechs bis acht	eine halbe bis eine Minute

Aufbau einer Trainingseinheit

Der kleinste Baustein Ihres Trainingsplans ist die Trainingseinheit. Sie setzt sich aus drei Teilen zusammen:

1. Aufwärmen oder Warm-up
2. Trainieren der ausgewählten Übungen
3. Abwärmen oder Cool-down.

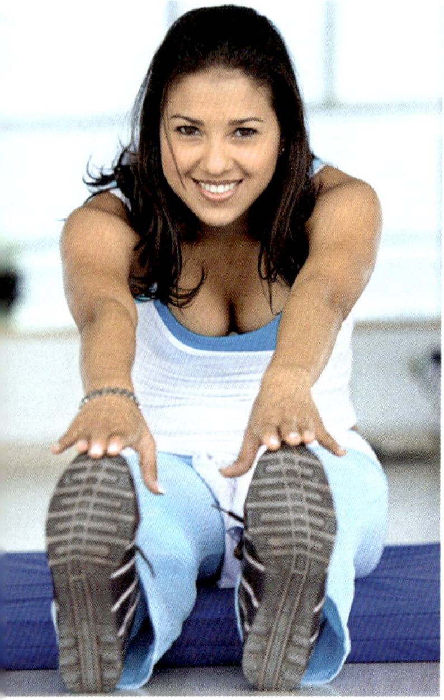

Warm-up

Im ersten Teil aktivieren Sie Ihr Herz-Kreislauf-System und bringen Ihren Körper auf die richtige „Betriebstemperatur". Spezielle Stretching- und Mobilisationsübungen bereiten Muskeln, Sehnen, Bänder und Gelenke auf die kommenden Belastungen vor. Starten Sie nie ohne diesen Aufwärmteil!

Hauptteil

Der Hauptteil beinhaltet das eigentliche Trainingsziel.

Cool-down

Der letzte Teil dient der Regeneration. Damit lassen Sie Ihr Training ausklingen, fahren den „Motor" herunter und entmüden durch Dehnen und Stretchen Ihre Muskulatur. Auf diese Weise regeneriert sie besser, Stoffwechselprodukte können sich nicht so leicht ablagern und Muskelverspannungen wird vorgebeugt.

Langfristiger Trainingsaufbau

Da man nicht „auf Vorrat" trainieren kann, führt nur ein regelmäßiges Training langfristig zum gewünschten Ziel.

In Etappen

Gesteckte Ziele sollten auch erreichbar sein.

Muten Sie sich nicht zu viel auf einmal zu. Schritt für Schritt geht's leichter, und die Motivation hält länger. Kleinere Etappen lassen sich einfacher meistern, und das Erfolgserlebnis ist Ihnen sicher. Beginnen Sie langsam. Starten Sie in den ersten beiden Wochen mit bis zu zwei Trainingseinheiten von etwa 30 Minuten. In der dritten und vierten Woche steigern Sie auf zwei Einheiten. Ihr Übungsprogramm sollte nun gut 40 Minuten erreichen. Ab der fünften Woche müsste sich der Körper bereits etwas angepasst haben, erhöhen Sie auf drei Trainingstage mit bis zu 45 Minuten je Einheit. Nach etwa neun Wochen sollte ein 45- bis 60-minütiges Üben dreimal in der Woche machbar sein.

Aufwärmen mit Aerobic

Die eigene Ausdauer und Koordinationsfähigkeit können Sie ganz leicht mit einigen Aerobic-Übungen trainieren. Die im Folgenden vorgestellten Übungen eignen sich gut für ein Warm-up:

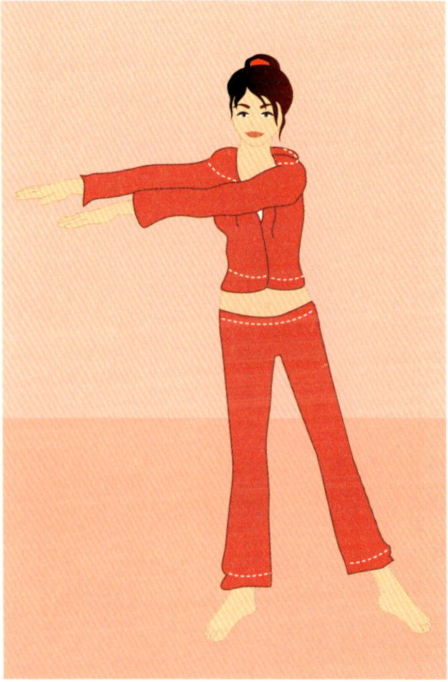

Heels-Shoulders high

Stellen Sie sich mit leicht gebeugten Beinen hin, die Füße sind dabei hüftbreit geöffnet und die Arme seitlich am Körper. Heben und senken Sie abwechselnd zunächst die rechte und dann die linke Ferse. Die Kniegelenke sollten Sie dabei nicht völlig strecken! Während des Hochgehens ziehen Sie gleichzeitig die entsprechende Schulter hoch.

March oder Walk-on-Place

Nehmen Sie dieselbe Ausgangsposition ein wie in der vorigen Übung. Heben und senken Sie abwechselnd erst das rechte, dann das linke Bein wie beim Gehen („Marschieren") auf der Stelle. Ziehen Sie die Knie dabei leicht hoch, ohne allerdings die Bewegung zu blockieren. Die Arme schwingen gegengleich zur Beinbewegung mit.

Step-Touch

Machen Sie – ausgehend von der beschriebenen Standposition – mit dem rechten Bein einen Schritt zur Seite (Step), ziehen Sie das unbelastete (linke) Bein heran und setzen Sie den Fuß unbelastet auf (Touch). Nun machen Sie mit dem linken Bein einen Step zurück zur Mitte und mit dem rechten einen Touch usw. Führen Sie die Arme beim Step hoch, beim Touch drücken Sie mit beiden Armen einen imaginären Widerstand zum Boden.

Bewegen Sie die Arme dem Step-Touch-Verlauf entsprechend.

Side-Touch

Nehmen Sie auch hier dieselbe Ausgangsposition ein. Verlagern Sie das Gewicht abwechselnd von einem auf das andere Bein (Step), wobei der jeweils unbelastete Fuß kurz vom Boden abhebt, um gleich wieder aufzusetzen (Touch). Zu dieser Art Wiegeschritt zur Seite pendeln die Arme gegengleich vor dem Körper mit: Bei Touch rechts sind beide Arme auf der linken Seite (auf Schulterhöhe) und umgekehrt.

TIPP

Individuelle Gestaltung

Die Zeiteinheiten umfassen immer ein komplettes Training mit allen drei Komponenten: Aufwärmen, Hauptteil, Abwärmen. Das Aufwärmprogramm muss nicht immer aus allen Komponenten – Herz-Kreislauf-Aktivierung, Mobilisation und Pre-Stretch – bestehen. Variieren Sie, entscheiden Sie auch nach Ihrem Wohlbefinden und Ihrem jeweiligen Trainingsschwerpunkt. Die Zehn-Minuten-Grenze sollten Sie jedoch nicht unterschreiten.

Richtig trainieren – eine Bedienungsanleitung

Am Anfang üben Sie am besten vor einem großen Spiegel. Noch besser ist, wenn Sie mit einem Partner üben. Erst wenn Sie die Übungen wie im Schlaf beherrschen, wird die Kontrolle überflüssig. Können Sie bei einer Übung die korrekte Körperhaltung nicht beibehalten, führen Sie die Bewegung evtl. kleiner aus oder weichen Sie direkt auf eine andere aus.

Achten Sie stets auf Ihre Atmung.

Vermeiden Sie Pressatmung! Atmen Sie bei der Belastung aus und bei der Entlastung ein. Atmen Sie bei gehaltenen Bewegungen gleichmäßig weiter. Bauen Sie zwischen dem Training einzelner Muskelgruppen immer entsprechende Dehnübungen ein. Achten Sie auf eine korrekte Wirbelsäulenhaltung (Beckenmittelstellung s. S. 7). Trainieren Sie bei allen Übungen aus einer leichten Grundspannung heraus, indem Sie Bauch- und Pomuskeln leicht (!) anspannen. Stimmen Sie die Auswahl der Übungen auf Ihr persönliches aktuelles Leistungsvermögen ab. Bei der Zusammenstellung Ihrer Übungsprogramme sollten Sie außerdem unbedingt die folgenden Hinweise beherzigen:

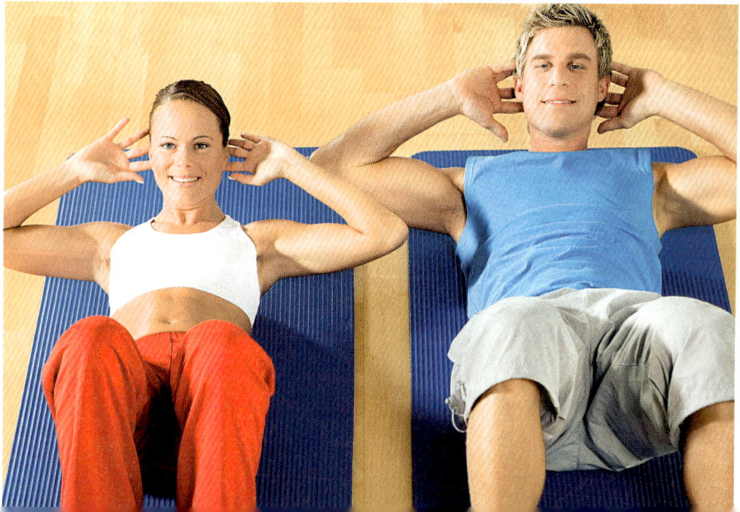

Tipps für das Dehnen

1. Die richtige Ausgangsstellung ist eine wichtige Voraussetzung. Können Sie diese nicht einnehmen, weichen Sie am besten auf eine andere Übung aus.
2. Dehnen Sie nur, indem Sie halten, federndes Dehnen kann den Muskel möglicherweise verletzen!
3. Führen Sie die Stretchingübungen langsam und bewusst durch – wie in Zeitlupe.
4. Kontrollieren Sie die Bewegung, weichen Sie in anderen Gelenken währenddessen nicht aus.
5. Haben Sie die Endposition der Übung erreicht, halten Sie diese Stellung etwa zehn Sekunden lang.
6. Bewegen Sie sich langsam wieder in die Ausgangsstellung zurück.
7. Wiederholen Sie eine Dehnübung anfangs etwa dreimal. Später können Sie die Wiederholungszahl steigern.

Dehnen Sie sich bewusst und lassen Sie sich Zeit dafür.

Tipps für das Kräftigen

1. Überprüfen Sie die Ausgangsposition.
2. Bauen Sie eine Grundspannung auf.
3. Führen Sie die Übungen kontrolliert, langsam und ohne in anderen Gelenken auszuweichen durch.
4. Führen Sie die Übungen ohne Schwung aus, um die Gelenke nicht unnötig zu belasten.
5. Halten Sie den Rücken gerade bzw. das Becken in der Beckenmittelstellung, auch wenn die Beine gebeugt sind. Der Kopf ruht aufrecht als Verlängerung auf der Wirbeläule. Die Schultern sind locker und entspannt und sollten möglichst nicht hochgezogen werden. Die Halsmuskulatur ist locker.
6. Halten Sie die geforderte Endposition etwa drei bis fünf Sekunden.
7. Gehen Sie langsam wieder in die Ausgangsposition zurück, ohne die Muskelspannung gänzlich aufzugeben.
8. Richten Sie die Zahl der Wiederholungen einerseits nach Ihrem Trainingsziel, andererseits nach Ihrem Kraftniveau.
9. Anfänger sollten pro Übung mit acht Wiederholungen starten. Steigern Sie sich dann langsam.

TIPP

Nicht aufgeben!

Falls Sie eine Übung einmal nicht einwandfrei durchführen können, beginnen Sie eben mit einer anderen. Übung macht den Meister!

Trainingshinweise für Übungen mit dem Gymnastikband

Mit dem Gymnastikband erhalten Sie eine weitere abwechslungsreiche Möglichkeit, die Pölsterchen an Bauch, Beinen und Po zu bekämpfen. Hierzu nun einige Tipps im Umgang mit den bunten Bändern:

1. Halten Sie das Band während des Übens immer gut fest.
2. Fixieren Sie das Band dazu je nach Übung mit Ihren Händen oder unter Ihren Füßen. Achten Sie auf eine sichere Befestigung (Knoten, Schlinge) des Bandes.
3. Wickeln Sie das Band breitflächig um die Körperteile, um Abschnürungen der Haut zu vermeiden.
4. Bei einigen Übungen ist es notwendig, dass Sie das Band zu einer Schlinge zusammenknoten. Keine Angst: Die Knoten lassen sich ganz leicht wieder lösen!

Das Band sollte nie ganz locker hängen.

5. Halten Sie das Band permanent unter Spannung. Auch in der Entspannungshaltung soll es immer leicht gespannt sein, also nie durchhängen. Das Auseinanderziehen und Entspannen des Bandes soll bei allen Übungen immer in der gleichen Geschwindigkeit ausgeführt werden, das bedeutet langsam fließende und auf keinen Fall ruckartige, schnelle Bewegungen.
6. Achten Sie bei allen Übungen auf eine korrekte Ausgangsposition: das Becken in Mittelstellung, den Oberkörper aufrecht, gerader Rücken, Knie und Ellenbogen leicht gebeugt, die Po- und Bauchmuskeln leicht angespannt!
7. Führen Sie alle Übungen bewusst und kontrolliert aus. Fühlen Sie sich in die Bewegung ein.
8. Achten Sie nicht nur zu Beginn, sondern v. a. auch während und am Ende der Bewegung auf eine korrekte Haltung. Werfen Sie auch einen Blick auf Ihre Handgelenke – diese sollten Sie nicht abknicken!
9. Atmen Sie während des Übens gleichmäßig, vermeiden Sie eine Pressatmung. Atmen Sie hörbar aus, zählen Sie beim Üben.
10. Auch für die Übungen mit dem Gymnastiband müssen die Muskeln aufgewärmt werden, zum Abschluss ist wieder das Stretchen der Muskulatur sehr wichtig.

TIPP

Wie oft sollten die Übungen wiederholt werden?

Die Gymnastikbandübungen sollten Sie etwa acht- bis zehnmal wiederholen können. Dabei sollten Sie nur das Zielgelenk, auf das die Übung ausgerichtet ist, beanspruchen.

Aufwärmen – erst einmal auf Betriebstemperatur kommen

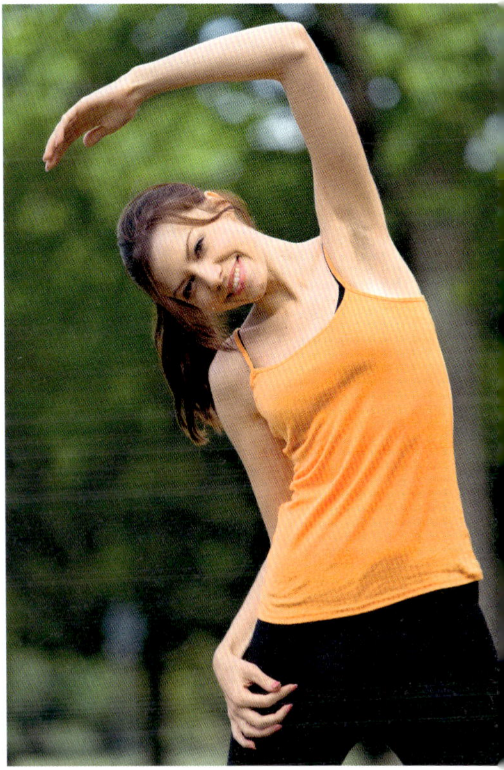

Ein Kaltstart ist sowohl für das Herz-Kreislauf-System als auch für alle Muskeln, Sehnen und Gelenke wenig empfehlenswert. Der Körper muss auf die kommende Belastung vorbereitet werden. Bringen Sie ihn daher erst einmal auf die richtige „Betriebstemperatur“:

- Ihr Herz-Kreislauf-System sollte so vorbereitet werden, dass sich die Pulsfrequenz während des Aufwärmens auf ein angenehmes mittleres Niveau steigert.
- Ihre Muskeln sollten dann vermehrt durchblutet werden.
- Ihre Gelenke sollten ebenfalls bestmöglich mobilisiert und vorbereitet werden.

Kurbeln Sie die Herzfrequenz an

Basis für die Berechnung des individuell korrekten Trainingspulses ist die persönliche maximale Herzfrequenz. Sie gibt die höchstmögliche Anzahl von Kontraktionen Ihres Herzens in einer Minute an. Diese maximale Herzfrequenz hängt u.a. vom Alter ab. Hat man nicht die Gelegenheit, diesen Wert per Leistungsdiagnostik, z.B. in einem sportmedizinischen Institut, ermitteln zu lassen, gibt es eine einfache, aber dennoch in den meisten Fällen zutreffende Berechnungsmethode. Nach den jüngsten wissenschaftlichen Erkenntnissen geht die Trainingswissenschaft von folgenden Daten aus:

- Berechnung der maximalen Herzfrequenz für Frauen: 226 minus Lebensalter
- Berechnung der maximalen Herzfrequenz für Männer: 220 minus Lebensalter

Errechnen Sie Ihren individuellen Aufwärmpuls.

Anhand dieser Richtwerte können Sie schnell Ihren speziellen Warm-up-Wert ausrechnen. Erreichen Sie durch das Aufwärmen ein Pulsniveau von etwa 60 bis 70 Prozent Ihrer Maximalpulsfrequenz, sollte das Herz-Kreislauf-System genügend vorbereitet und die Muskeln durch die gleichzeitig gesteigerte Durchblutung ebenfalls startklar sein (s. Infokasten auf S. 24).

INFO

So berechnen Sie Ihren Warm-up-Puls

Sind Sie beispielsweise 40 Jahre alt und eine Frau, rechnen Sie wie folgt:

226 minus 40 = 186

Ihre maximale Herzfrequenz liegt demnach bei etwa 186 Schlägen pro Minute.

So rechnen Sie weiter:

186 x 60 Prozent = 112
186 x 70 Prozent = 130

Erreicht Ihr Puls ein gleichmäßiges Niveau von 112 bis 130 Schlägen pro Minute, sollten Sie genügend aufgewärmt sein.

Warme Muskeln

Bewegungsintensives Aufwärmen bewirkt im wahrsten Sinne des Wortes einen Anstieg der Muskeltemperatur, nämlich von ungefähr 33 Grad Celsius auf etwa 38,5 Grad Celsius, wodurch die Muskeln erheblich an Elastizität gewinnen. Doch auch alle Stoffwechselvorgänge und die für die Stoffwechselprozesse so wichtigen Enzyme (Biokatalysatoren) arbeiten bei erhöhter Körpertemperatur wesentlich intensiver und schneller.

In der Folge findet eine bessere Übertragung der Nervenimpulse an die Muskulatur statt. Geschwindigkeit, Intensität und Koordination der Muskelbewegungen werden so erst den neuen Anforderungen gemäß möglich. Gut durchblutete – also erwärmte – Muskeln sind leistungsfähiger und insbesondere weniger verletzungsanfällig.

TIPP

Die Gelenke schmieren

Auch die Gelenke müssen vor dem Training auf die Belastung vorbereitet werden. Mobilisieren („schmieren") Sie daher die Gelenke, auch das ist eine wichtige Aufgabe des Aufwärmens. Die folgenden speziellen Aufwärmübungen animieren die Gelenkkapseln, vermehrt Gelenkflüssigkeit zu bilden. Mobilisierte Gelenke sind folglich beweglicher und daher weniger anfällig für Verletzungen.

Vorgedehnt übt es sich besser

Auch wenn sich die Gelehrten noch manchmal darüber streiten und nicht immer einer Meinung sind – vorgedehnte Muskeln und Sehnen sowie vorgedehntes Bindegewebe „wissen“, dass ihnen in Kürze Arbeit abverlangt wird. Denn spezielle Rezeptoren merken sich die durch das leichte Vordehnen erhaltenen Signale und bereiten mittels dieser Information das gesamte neuromuskuläre System auf die kommenden Aufgaben vor. Gut „gestretcht“ sind Sie vor Überbelastungen bestens gefeit.

Das Dehnen bereitet die Muskeln auf die Belastung vor.

Grundpositionen und die optimale Körperhaltung

Damit die Übungsbeschreibungen auf den nächsten Seiten so kurz und dabei aber immer noch so genau wie möglich bleiben können, erhalten Sie hier die ausführliche Version. Bitte lesen Sie sie vorher aufmerksam, um Fehlbelastungen erst gar keine Chance zu geben.

Stand

Ihre Füße stehen hüftbreit auseinander, das Gewicht ist gleichmäßig auf ihnen verteilt, die Fußspitzen weisen nach vorn oder auch leicht nach außen (geöffnet). Die Knie zeigen dabei exakt in Richtung der Fußspitzen. Die Achse Knie–Fußgelenk–Fuß steht im Lot zueinander.

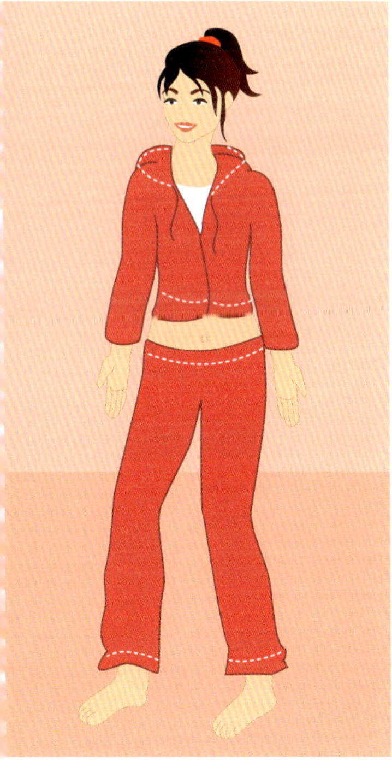

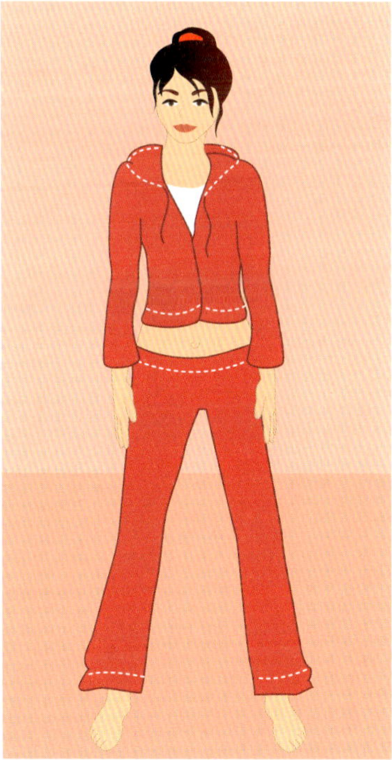

Ihre Knie sind leicht gebeugt. Auf diese Weise vermeiden Sie zum einen Überbelastungen im Kniegelenk und unterstützen zum anderen die aufgerichtete Beckenposition. Der Oberkörper ist ebenfalls aufgerichtet und gerade – ziehen Sie die Schulterblätter dazu etwas nach hinten unten. Die Arme lassen Sie locker seitlich am Körper.

TIPP

Unterstützung

Die aufrechte Oberkörperhaltung unterstützen Sie durch leichtes Nach-außen-Drehen der Arme (die Handflächen aufdrehen).

Grätschstand

Vergleichen Sie hierfür die Beschreibung zum Stand, die Füße stehen jetzt allerdings etwa schulterbreit auseinander. Achten Sie nun noch genauer auf die korrekte senkrechte Beinachse von Knie und Fußspitze (s. S. 25).

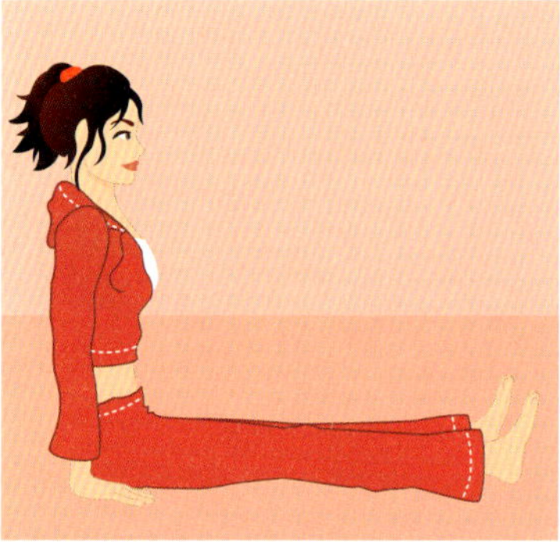

Strecksitz

Sie sitzen aufrecht auf dem Boden, die Hände liegen locker neben dem Po. Ihre Beine sind gestreckt oder je nach Dehnfähigkeit auch leicht im Kniegelenk gebeugt. Ihr Oberkörper ist gerade aufgerichtet, die Schulterblätter werden wieder leicht nach hinten unten gezogen. Stabilisieren Sie sich, indem Sie die Fußspitzen aktiv in Richtung Knie ziehen.

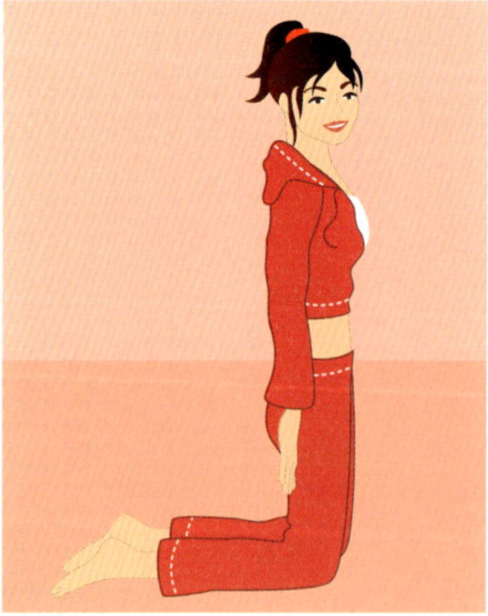

Kniestand

Sie knien auf dem Boden, wobei die Oberschenkel und der Rumpf eine Senkrechte bilden. Die Füße liegen mit dem Rist auf dem Boden. Die Hüfte ist gestreckt, die Arme liegen seitlich am Körper an.

Bankstellung mit Handstütz

Eine Position, die viele Namen besitzt: Kniestütz, Vierfüßer, Vierfüßlerstand oder Kniebrücke.

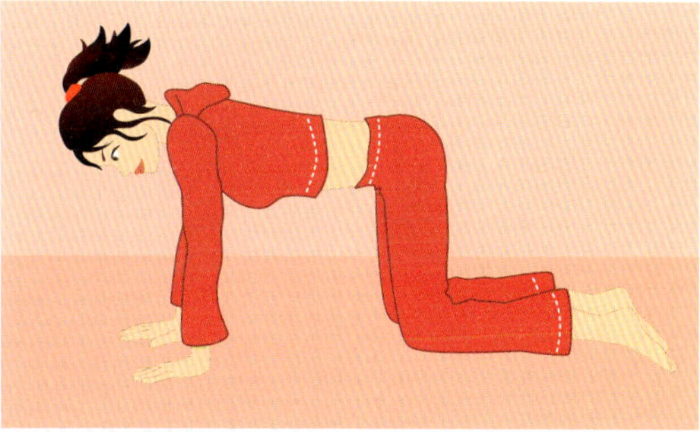

Alle meinen aber Folgendes: Beugen Sie Ihren Oberkörper aus dem Kniestand vor und setzen Sie die Hände unter den Schultern auf dem Boden auf, sodass Oberschenkel und Arme senkrecht „stehen“. Ihre Knie befinden sich demnach exakt unter den Hüftgelenken – etwa hüftbreit voneinander entfernt. Die Arme sind leicht gebeugt. Die Wirbelsäule sollte ihre natürliche S-Form behalten – sie darf nicht durchhängen, aber auch nicht übertrieben nach oben gestreckt sein. Die Hüfte ist parallel zum Boden. Ziehen Sie die Schulterblätter nach hinten, dadurch streckt sich die Nackenmuskulatur. Richten Sie den Blick auf den Boden.

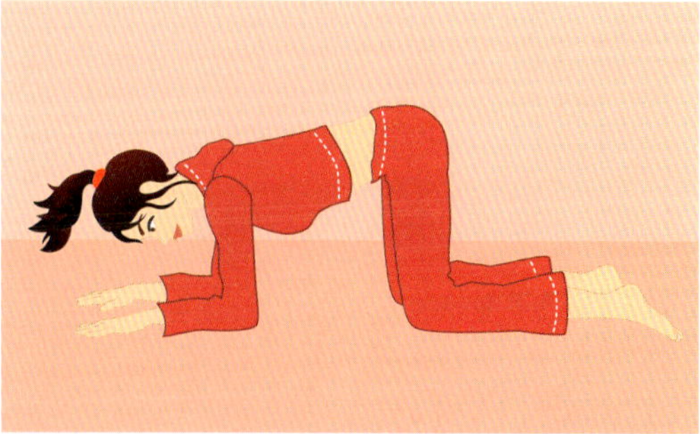

Bankstellung mit Ellbogenstütz

Dies ist eine Variation der zuvor beschriebenen Bankstellung mit Handstütz – Ihren Oberkörper stützen Sie jetzt jedoch auf den flach am Boden liegenden Unterarmen ab. Vorteil dieser Variante ist, dass der Ellbogenstütz im Vergleich zum Handstütz von weniger Geübten oft als einfacher empfunden wird.

Rückenlage

Aus Sicht der Krankengymnasten gibt es eigentlich nur eine „richtige“, weil entlastende Rückenlage: Legen Sie sich dazu auf den Rücken, stellen Sie die Beine ungefähr im 90-Grad-Winkel auf, die Füße hüftbreit auseinander. Die Schultern liegen entspannt auf dem Boden, die Arme seitlich am Körper, am besten mit den Handflächen nach oben. Je weiter Sie die Füße vom Po entfernt aufsetzen, desto unphysiologischer wird das Ganze, weil Sie bei zu wenig Kraft in der Rumpfmuskulatur auch sehr schnell ins Hohlkreuz fallen können.

Fallen Sie während des Übens nicht ins Hohlkreuz!

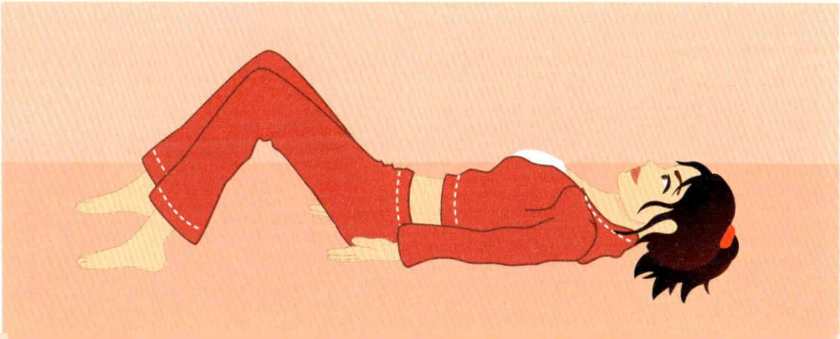

TIPP Für Fortgeschrittene

Wird in einer Übungsbeschreibung dieses weiter entfernte Aufsetzen der Füße ausdrücklich gefordert, sollten Sie hierfür bereits zu den besser Trainierten gehören.

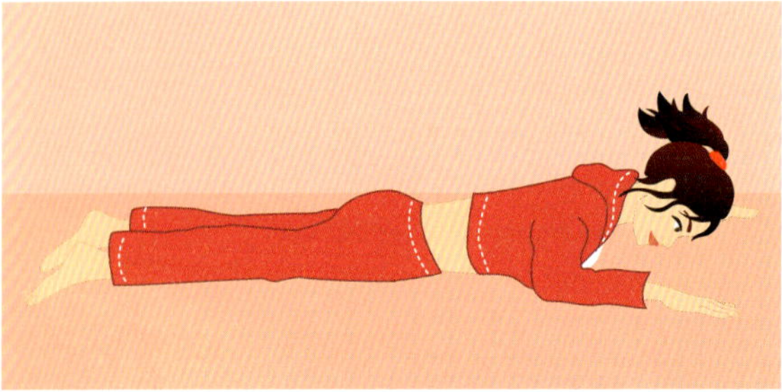

Bauchlage

Legen Sie sich auf den Bauch. Spannen Sie den Körper leicht (!) an, damit Ihre Wirbelsäule stabilisiert wird. Die Beine sind gestreckt, die Füße etwa hüftbreit auseinander – entweder auf den Zehen oder dem Fußspann ruhend. Die Arme legen Sie am besten in der U-Haltung ab: Hierzu liegen Ihre Oberarme senkrecht zum Körper in Schulterhöhe, die Ellbogen sind im Winkel von 90 Grad gebeugt, die Handflächen liegen flach auf dem Boden. Den Kopf heben Sie etwas an, den Blick richten Sie zum Boden.

TIPP Handtuch-Hilfe

Trainingswillige mit etwas mehr Busen sollten sich besser eine Handtuchrolle unterlegen.

Seitlage mit abgelegtem Kopf

Sie liegen entweder auf Ihrer rechten oder linken Körperseite. Der untere Arm liegt gestreckt unter dem Kopf, die Hand des oberen Armes stützt zur Stabilisierung vor dem Körper in Taillenhöhe ab. Die Beine sind etwas angewinkelt. Bauen Sie eine leichte Grundspannung auf (dafür Po- und Bauchmuskeln anspannen), um das Becken zu stabilisieren.

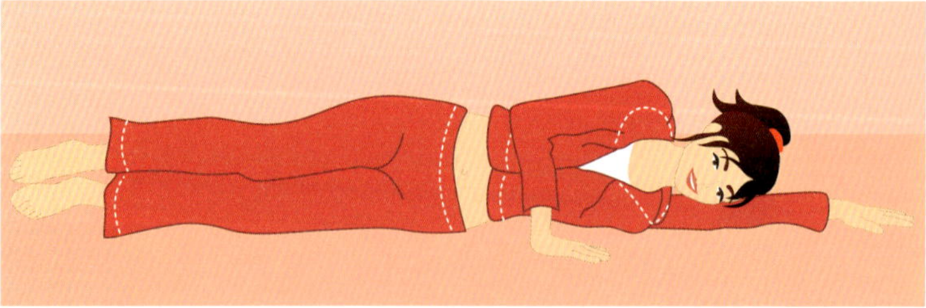

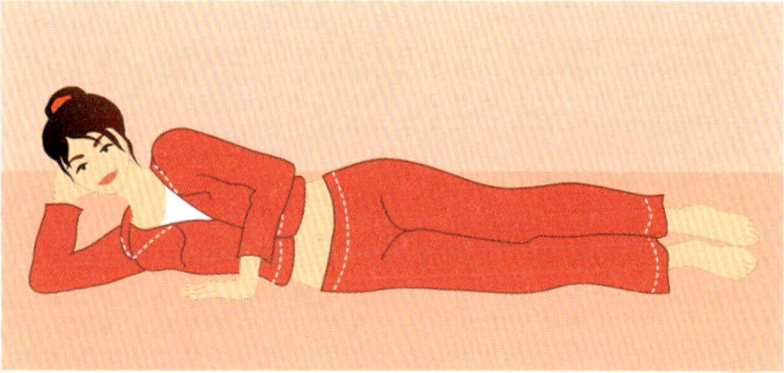

Seitlage mit aufgestütztem Kopf
Hier nun eine Variante zur „Seitlage mit abgelegtem Kopf". Einziger Unterschied: Stützen Sie jetzt Ihren Kopf mit der Hand des unteren Arms ab.

Auf zum Warm-up

Laufen
Die am wenigsten aufwendige Methode, das Herz-Kreislauf-System auf Trab zu bekommen, ist das Laufen. Suchen Sie sich dazu eine flache, ebene Strecke aus und laufen Sie locker etwa zehn bis 15 Minuten. Legen Sie nicht zu flott los, laufen Sie nur so schnell, dass Sie sich mit einem Partner noch problemlos unterhalten könnten. Haben Sie keine Gelegenheit, im Freien zu laufen? Laufen oder traben Sie zu Hause doch einfach auf der Stelle.

TIPP

Pausen

Sind Sie noch ein Lauf-Anfänger, dann legen Sie zwischendurch Gehpausen ein, bis sich Ihre Atem- und Pulsfrequenz wieder normalisiert haben. Kontrollieren Sie den Pulsschlag – er sollte Ihren persönlichen Warm-up-Wert nicht permanent überschreiten.

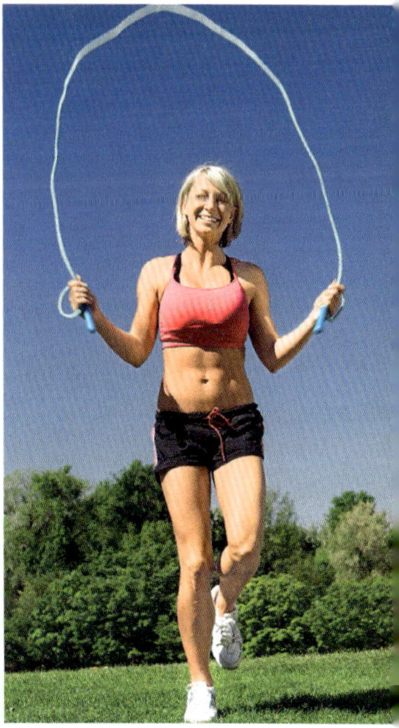

Walken
Laufen macht Ihnen nicht so recht Freude? Vielleicht gefällt Ihnen Walken besser. Strammen Schrittes eine Runde um den Block zu gehen, kann eine gute Alternative sein. Achten Sie auch hier auf Ihre Herzfrequenz.

Seilspringen
Boxsportler wissen es schon lange: Seilspringen – bzw. ganz trendgerecht „Ropeskipping" – bringt den Kreislauf mächtig in Schwung. Springseile sind zudem keine teure Anschaffung. Geben Sie einfachen Seilen ohne Handgriffe den Vorzug. Das Mittelstück sollte möglichst etwas verstärkt sein, dadurch schwingt das Seil besser. Eine Länge von um die 2,80 Meter ist optimal.
Einige Beispiele: Hüpfen Sie mit beiden Beinen mit Zwischenhüpfer und Durchschlag vorwärts oder auch rückwärts. Hüpfen Sie von einem Bein auf das andere mit je einem Seildurchschlag. Oder hüpfen Sie mit gekreuzten Armen vor dem Körper.

Radfahren

Auf einem Fahrradergometer trainieren Sie stets im Warmen.

Eine interessante Alternative zum Joggen oder Walken auf der Stelle ist das Radfahren auf einem Fahrradergometer. Wer ein eher sportliches Fahrrad – vielleicht sogar ein Rennrad – sein Eigen nennt, für den lohnt sich möglicherweise auch die Investition in eine „Rolle". Wichtig ist, dass Ihr Rad in diesem Fall über eine Schaltung verfügt. Die Rolle, ein Gerät, in welchem Sie das Hinterrad Ihres Fahrrades befestigen, ermöglicht es Ihnen, sich selbst bei ungemütlicher Witterung auf kleinstem Raum effektiv im Trockenen und Warmen aufzuwärmen. Sie fahren nämlich auf der Stelle. 15 Minuten bei Ihrem persönlichen Warm-Up-Puls reichen völlig aus.

TIPP

Die Halswirbelsäule schonen

Neigen Sie den Kopf keinesfalls nach hinten und kreisen Sie nicht mit ihm – damit würden Sie Ihre Halswirbelsäule zu sehr belasten!

Mobilisation

Die folgenden Aufwärmübungen bereiten Ihre Gelenke optimal auf das Training vor.

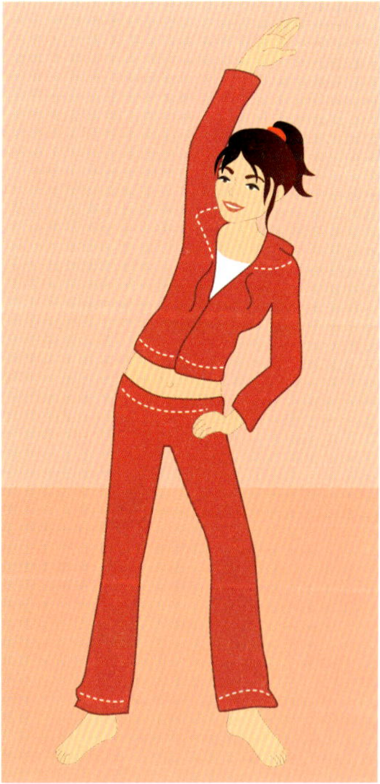

Mobilisation Halswirbelsäule

Ausgangsposition: Stand mit leicht gebeugten Beinen, Beckenmittelstellung (s. S. 7), die Hände sind auf den Hüften abgestützt oder liegen seitlich am Körper.
Ablauf: Neigen Sie den Kopf nach rechts, nach links und nach vorn. Drehen Sie den Kopf zur rechten und zur linken Seite.

Mobilisation Schultergürtel

Ausgangsposition: Stand mit leicht gebeugten Beinen, Beckenmittelstellung, Arme seitlich am Körper.
Ablauf: Ziehen Sie die Schultern langsam hoch und lassen Sie sie wieder „fallen".
Variation: Ziehen Sie abwechselnd erst die rechte, dann die linke Schulter hoch.

Mobilisation Wirbelsäule

Ausgangsposition: Stand mit leicht gebeugten Beinen, Beckenmittelstellung, Arme seitlich am Körper.
Ablauf: Neigen Sie den Oberkörper im Wechsel zur rech-

ten und zur linken Seite. Der entsprechende Arm führt die Bewegung, der andere ruht auf dem Oberschenkel (s. S. 30). Achten Sie unbedingt auf einen geraden Rücken, beugen Sie das Knie zu der Seite, zu der Sie üben. Trainieren Sie beide Seiten.

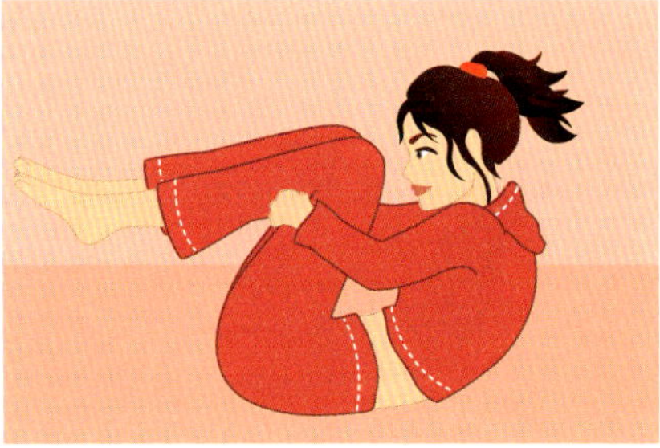

Mobilisation Wirbelsäule – Rückenschaukel

Ausgangsposition: Rückenlage.

Ablauf: Ziehen Sie bei gleichzeitigem Anheben des Kopfes die angewinkelten Beine mit den Händen dicht an den Oberkörper heran. Umfassen Sie dazu die Oberschenkel mit den Händen oberhalb der Kniekehlen.

Mobilisation Lendenwirbelsäule und Becken

Ausgangsposition: Stand mit leicht gebeugten Beinen, Beckenmittelstellung, Hände auf den Hüften abgestützt.

Ablauf: Spannen Sie die Bauch- und Pomuskulatur an und richten Sie durch diese Anspannung Ihr Becken auf. Indem Sie die Spannung wieder lösen, bewegt sich Ihr Becken sozusagen automatisch wieder zurück in die Mittelstellung. Auf keinen Fall sollten Sie dabei in eine Hohlkreuzhaltung fallen!

Mobilisation Knie- und Hüftgelenke

Ausgangsposition: Grätschstand (Füße etwa schulterbreit auseinander), Füße geöffnet, Hände auf den Hüften abgestützt.

Ablauf: Beugen und strecken Sie im Wechsel die Beine im Kniegelenk.

TIPP

Nicht zu viel belasten

Achten Sie auf die Knie-Fuß-Achse, um Fehlbelastungen zu vermeiden!

Mobilisation Fußgelenke

Ausgangsposition: Stand mit leicht gebeugten Beinen, die Hände sind dabei auf den Hüften abgestützt.

Ablauf: Heben Sie ein Bein an und kreisen Sie mit dem Fuß abwechselnd zuerst nach rechts und dann nach links. Mobilisieren Sie so beide Füße.

Gut vorbereitet durch „Pre-Stretch"

Modernes Fitnesstraining ist ohne Dehnübungen nicht mehr denkbar. Die Sportwissenschaft unterscheidet zwischen drei verschiedenen Stretchingmethoden. Als die schonendste und sanfteste Methode, die Sie sowohl zur

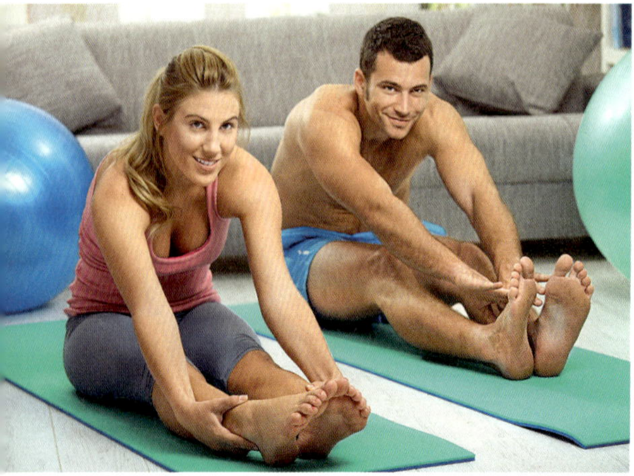

Vorbereitung (= Warm-up) als auch zur Nachbereitung des Trainings (= Cool-down) einsetzen können, hat sich das passive, statische Dehnen längst bewährt.

Bei dieser Dehnmethode wird der zu dehnende Muskel sachte an die Dehnungslage herangeführt und in dieser Position beim „Pre-Stretch“ für das Warm-up etwa fünf Sekunden gehalten, beim Cool-down etwa zehn Sekunden lang, bis das Spannungsgefühl allmählich nachlässt. Grundsätzlich sollten Sie ein mildes, immer angenehmes, nur leichtes Ziehen spüren. Unter keinen Umständen dürfen Sie über die Schmerzgrenze hinaus dehnen! Denken Sie daran, unbedingt weiterhin gleichmäßig ein- und auszuatmen.

Dehnung der Rückenmuskulatur

Ausgangsposition: Grätschstand, Füße geöffnet, Hände auf den Oberschenkeln abgestützt.

Ablauf: Beugen Sie Ihren Rücken so, dass die Brustwirbel aktiv nach oben „gedrückt“ werden. Gleichzeitig ziehen Sie die Schulterblätter „auseinander“ sowie nach unten. Machen Sie einen kleinen „Katzenbuckel“.

TIPP

Fehler beim Dehnen

- *Halten Sie nicht den Atem an. Atmen Sie während der Stretchingübungen ruhig und gleichmäßig. Bleiben Sie locker und entspannt.*
- *Vermeiden Sie jede ruckartige Bewegung.*
- *Dehnen Sie nie über Ihr persönliches Schmerzempfinden hinaus.*
- *Wippen und Nachfedern sind absolut unerwünscht! Sie erreichen damit u. U. das genaue Gegenteil – die Muskeln können sich verkrampfen und verspannen.*

Dehnung der geraden Bauchmuskulatur

Ausgangsposition: Rückenlage, Beine und Arme gestreckt.

Ablauf: Versuchen Sie zu wachsen! Ziehen Sie sich bewusst in die Länge. Eine leichte Hohlkreuzhaltung ist hier ausnahmsweise sogar erwünscht, um die gerade Bauchmuskulatur dehnen zu können.

Dehnung der schrägen Bauch- und der Pomuskulatur

Ausgangsposition: Rückenlage, Beine aufgestellt, Arme senkrecht nach oben gestreckt.

Ablauf: Legen Sie die geschlossenen Beine nach rechts, die Arme links und rechts ausgestreckt zur Seite und drehen Sie den Kopf dann nach rechts. Drücken Sie die Schulterblätter dabei fest auf den Boden. Sie sollten Knie und Fersen zusammen und in einer leichten Grundspannung halten. Dehnen Sie beide Seiten.

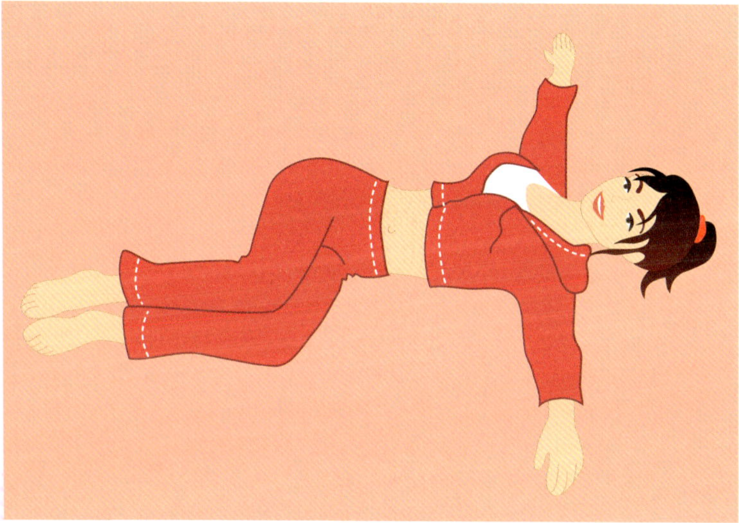

Dehnung der Po- und Hüftbeugemuskulatur

Ausgangsposition: Rückenlage, ein Bein gestreckt, das andere gebeugt.

Ablauf: Greifen Sie mit beiden Händen unterhalb des Kniegelenkes den Oberschenkel des gebeugten Beines, ziehen Sie ihn vorsichtig zur Brust und heben Sie den Unterschenkel dieses Beines bis zur Waagerechten (90-Grad-Winkel). Dehnen Sie beide Seiten.

Dehnung der Adduktoren (Oberschenkelinnenseite)

Ausgangsposition: Grätschstand, die Füße stehen geöffnet, die Hände werden auf den Hüften abgestützt.

Ablauf: Verlagern Sie nun das Gewicht auf nur ein Bein, ohne dass die Fußsohlen den Kontakt zum Boden verlieren. Halten Sie den Oberkörper aufrecht. Dehnen Sie beide Seiten.

Variation: Möchten Sie den Dehnreiz noch um eine Kleinigkeit verstärken, können Sie den Gegenarm gestreckt über den Kopf nehmen und auf die Weise die Dehnung noch etwas weiter „ziehen“.

Lassen Sie die Füße auf dem Boden.

TIPP

Haltung bewahren

Halten Sie den Rücken gerade und das Becken in der Beckenmittelstellung. Keinesfalls das Becken kippen. Bei Gleichgewichtsproblemen stützen Sie sich mit der freien Hand beispielsweise an einer Wand ab.

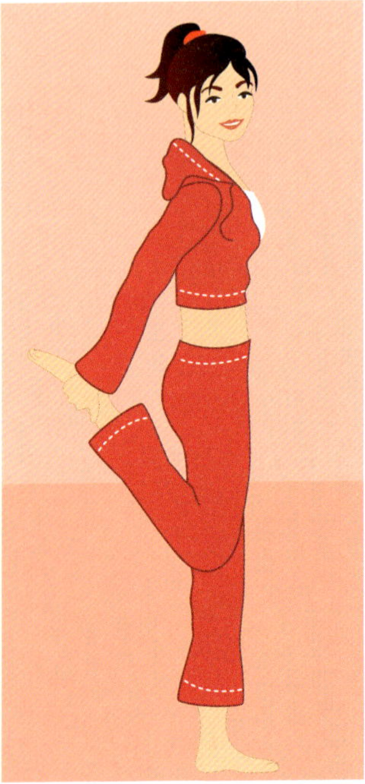

Dehnung der Oberschenkelvorderseite

Ausgangsposition: Stand, Beckenmittelstellung.

Ablauf: Beugen Sie ein Bein und umfassen Sie das Fußgelenk des gebeugten Beines mit der Hand der gleichen Körperseite. Ziehen Sie nun den Fuß an den Po heran – das Kniegelenk wird dadurch noch weiter gebeugt, das Hüftgelenk gestreckt und die Hüftbeuger sowie die Oberschenkelvorderseite gedehnt. Dehnen Sie beide Seiten.

Dehnung der Oberschenkelrückseite

Ausgangsposition: Stand, Hände im Nacken verschränkt.

Ablauf: Kreuzen Sie den rechten Fuß eng über den linken. Senken Sie dann den Oberkörper – mit geradem Rücken – nach vorn ab. Halten Sie die Ellbogen in gerader Linie in Höhe des Kopfes, um sich zu stabilisieren. Dehnen Sie auch hier beide Seiten.

Achtung: Das Absenken des Rumpfes spielt sich ausschließlich im Hüftgelenk ab. Neigen Sie sich daher nur so weit nach vorn, dass Sie den Rücken noch gerade halten können.

Dehnung der Wadenmuskulatur

Ausgangsposition: Stand.

Ablauf: Setzen Sie im leichten Ausfallschritt den hinteren Fuß mit dem Ballen auf. Beugen Sie den Oberkörper nach vorn, stützen Sie sich mit den Händen auf dem Oberschenkel des gebeugten Beines ab. Pressen Sie nun die Ferse des hinteren Beines so weit wie möglich flach auf den Boden. Dehnen Sie beide Seiten.

TIPP

Individuelles Dehnen

Der Rücken soll gerade bleiben, und die Fußspitzen sollen immer nach vorn zeigen. Je weiter Sie den Ausfallschritt wählen, umso größer wird der Dehnreiz.

Weg mit Bauchspeck und Taillenröllchen

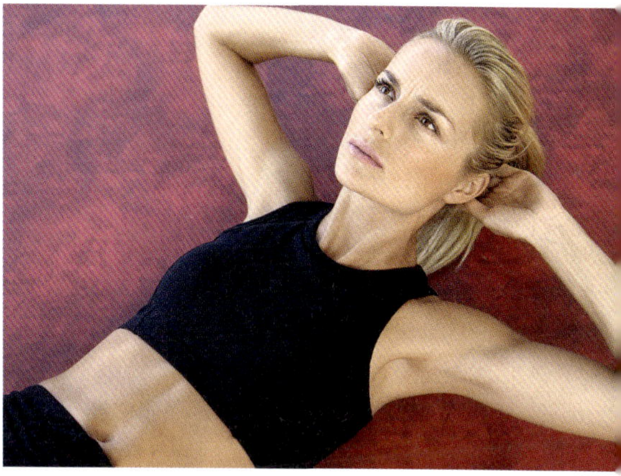

Ein flacher Bauch, eine schmale Wespentaille – die schlanke Linie der Körpermitte gilt heute unumstritten als eines der wesentlichen Schönheitsmerkmale.

Straffe Bauchmuskeln halten aber nicht nur Ihre Figur in Form, sondern entlasten auch die Wirbelsäule und beugen damit Beschwerden im unteren Rückenbereich vor. Und – Hand aufs Herz – wer hat nicht selbst schon einmal über Rückenbeschwerden geklagt?

Aufgaben der Bauchmuskulatur

Die Bauchmuskulatur besteht aus geraden, schrägen, queren und seitlichen Anteilen. Diese beugen den Rumpf, richten das Becken auf und sind für Seitneigungen sowie Drehungen des Oberkörpers zuständig. Daneben verrichtet die Bauchmuskulatur zusammen mit der Rückenmuskulatur wichtige Haltearbeit, die es erst ermöglicht, dass wir aufrecht sitzen, stehen, gehen, laufen oder springen können. Und nicht zuletzt dient sie außerdem noch als Atemhilfsmuskulatur.

Fitnesstest für die Bauchmuskulatur

Ausgangsposition: Rückenlage vor einer Wand, die Beine um 90 Grad angehoben, die Fußsohlen gegen die Wand gepresst.

Ablauf: Kreuzen Sie die Arme vor der Brust. Heben Sie den Oberkörper, bis die Ellbogen möglichst die Oberschenkel berühren. Halten Sie diese Position, so lange Sie vermögen und atmen Sie dabei bewusst weiter. Beenden Sie den Test, wenn Sie Ihre höchste Position nicht mehr halten können.

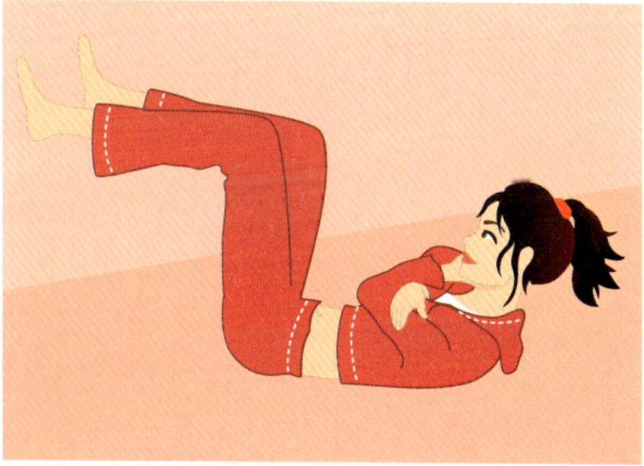

TIPP

Den Bodenkontakt nicht verlieren

Die Lendenwirbelsäule hält Kontakt zum Boden! Stoppen Sie die Zeit und vergleichen Sie sie mit den Werten in der Tabelle auf S. 36.

Trainingskontrolle

Mit dem Fitnesstest für Ihre Bauchmuskulatur können Sie später Ihren Trainingserfolg messen und kontrollieren. Je größer der Winkel im Hüftgelenk ist und je weiter Sie die Füße absenken können, ohne dass Ihre Lendenwirbelsäule den Kontakt zum Boden verliert, desto besser sind Ihre Bauchmuskeln trainiert. Merken Sie sich bis zum nächsten Test den Abstand der Füße vom Boden, bei dem der Test abgebrochen werden musste.

INFO

Bauchmuskulatur-Check

Dauer der Belastung (in Sekunden)	Bewertung
bis 15	*schlecht*
16 bis 30	*mäßig*
31 bis 45	*mittel*
46 bis 60	*gut*
ab 60	*sehr gut*

Crunch – Lift und Co.

Classic Crunch für die gerade Bauchmuskulatur

Ausgangsposition: Rückenlage, Füße aufgesetzt, beide Knie im Winkel von etwa 90 Grad gebeugt, Arme seitlich neben dem Körper.

Ablauf: Heben Sie Kopf und Schulterblätter vom Boden ab, senken Sie den Oberkörper dann fast ganz wieder ab. Während der „Einrollbewegung" lösen sich nur (!) Schultern und Brustwirbelsäule vom Boden, die Lendenwirbelsäule hält steten Kontakt zum Boden. Die Hände schieben Sie seitlich über den Boden zu den Füßen hin und wieder zurück. Achten Sie darauf, dass Sie die Ellbogen während der gesamten Übung nach außen ziehen – idealerweise sollen die Unterarme eine gerade Linie bilden. Auf keinen Fall dürfen Sie sich mit den Armen hochziehen!

Die Unterarme sollten eine Gerade bilden.

Diagonalcrunch für die schräge Bauchmuskulatur

Ausgangsposition: Rückenlage, Füße aufgesetzt, beide Knie im Winkel von etwa 90 Grad gebeugt, Hände an den Ohren.

Ablauf: Heben Sie Kopf und eines der Schulterblätter vom Boden ab, während das andere Schulterblatt und der entsprechende Arm Kontakt zum Boden halten. Auch das Becken bleibt am Boden. Durch die leichte Rotation im Oberkörper trainieren Sie die schrägen Anteile Ihrer Bauchmuskeln. Üben Sie beide Seiten. Die Linie zwischen den Unterarmen sollten Sie unbedingt gerade halten.

TIPP

Test für die Bauchmuskulatur

Legen Sie zur Kontrolle ein Blatt Papier unter Ihre Lendenwirbelsäule. Kann Ihr Trainingspartner das Blatt unter dem Körper wegziehen, ist die Kraft der Bauchmuskulatur am Ende. Brechen Sie den Test dann sofort ab.

Classic Crunch mit Matte

Ausgangsposition: Rückenlage auf einer Matte (oder einem großen Badetuch), die Füße werden aufgesetzt, beide Knie werden im Winkel von etwa 90 Grad gebeugt.
Ablauf: Greifen Sie mit den Händen die oberen Enden der Matte und legen Sie den Kopf auf ihr ab. Heben Sie nun wie in der Übung „Classic Crunch für die gerade Bauchmuskulatur" Kopf und Schulterblätter vom Boden ab und senken Sie den Oberkörper dann fast ganz wieder ab. Durch die Matte schränken Sie die Bewegung der Halswirbelsäule ein und verhindern auf diese Weise häufig zu beobachtende Haltungsfehler.

Diagonalcrunch mit Matte

Ausgangsposition: Rückenlage auf einer Matte, Füße aufgesetzt, beide Knie im Winkel von etwa 90 Grad gebeugt.
Ablauf: Greifen Sie mit den Händen die oberen Enden der Matte, und legen Sie den Kopf auf die Matte. Heben Sie den Kopf und eines der Schulterblätter vom Boden ab, während das andere Schulterblatt und der entsprechende Arm den Kontakt zum Boden halten. Auch das Becken bleibt dabei am Boden. Durch die leichte Rotation im Oberkörper trainieren Sie die schrägen Anteile Ihrer Bauchmuskeln. Üben Sie beide Seiten.

Ein Schulterblatt hält Bodenkontakt.

Gerader und schräger Crunch mit Hocker

Ausgangsposition: Rückenlage, beide Unterschenkel werden auf einen Hocker oder einen Stuhl gelegt, sodass Knie und Hüftgelenke im Winkel von etwa 90 Grad gebeugt sind, die Hände liegen an den Ohren.
Ablauf: Heben Sie Kopf und Schulterblätter auch hier wieder nur so weit vom Boden ab, dass die Lendenwirbelsäule stets festen Kontakt zum Boden behält.
Variation: Durch eine gleichzeitige Drehung des Oberkörpers zum rechten bzw. linken Knie hin trainieren Sie mit dieser Übung die schrägen Bauchmuskeln. Üben Sie beide Seiten.

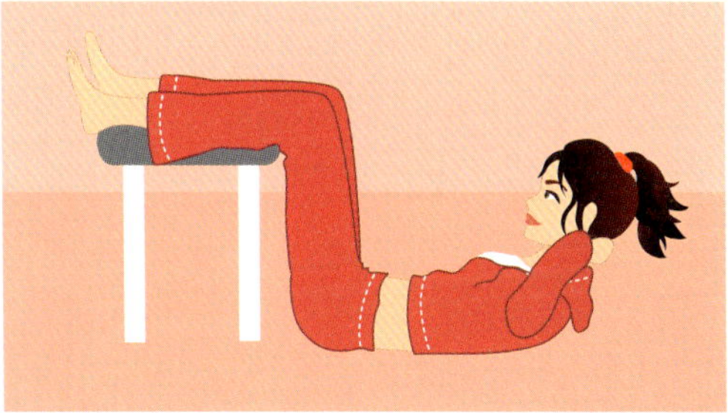

Gerader Crunch – Beine nach oben

Kopf und Schultern bewegen Sie wie beim Classic Crunch.

Ausgangsposition: Rückenlage, Füße aufgesetzt, beide Knie im Winkel von etwa 90 Grad gebeugt, Hände an den Ohren.
Ablauf: Führen Sie beide Beine zum Oberkörper, strecken Sie sie dann senkrecht nach oben, die Knie bleiben leicht gebeugt. Ziehen Sie die Fußspitzen an. Heben und senken Sie nun den Kopf und die Schultern wie beim klassischen Crunch beschrieben (s. Übung auf S. 36).

Crunchs mit Wasserflasche

Ausgangsposition: Rückenlage, Füße aufgesetzt, beide Knie im Winkel von etwa 90 Grad gebeugt, Hände neben dem Körper; zur Verstärkung der Übungswirkung die Fußspitzen hochziehen und die Fersen fest in den Boden drücken.
Ablauf: Fassen Sie die Wasserflasche und führen Sie sie so zum Nacken, dass Sie Ihren Kopf darauf „ablegen“ können. Heben Sie den Kopf und die Schulterblätter langsam an, und senken Sie sie wieder.
Variation: Um die schräge Bauchmuskulatur zu trainieren, legen Sie die Flasche oben an die rechte bzw. linke Schulter und heben Sie Ihren Oberkörper diagonal zum linken bzw. zum rechten Knie an.

TIPP

Bauchtraining aus der Vordehnung

Fast alle Bauchmuskelübungen können Sie variieren, indem Sie sie aus einer leichten Vordehnung der Bauchmuskulatur heraus üben. Legen Sie hierzu eine kleine Handtuchrolle unter den oberen Bereich der Lendenwirbelsäule. Dadurch muss die Bauchmuskulatur in einer Position Kraft entwickeln, die der des aufrechten Standes entspricht. Aber Achtung: Üben Sie diese Variation nur dann, wenn Sie die Ausgangsposition problemlos und schmerzfrei einnehmen können!

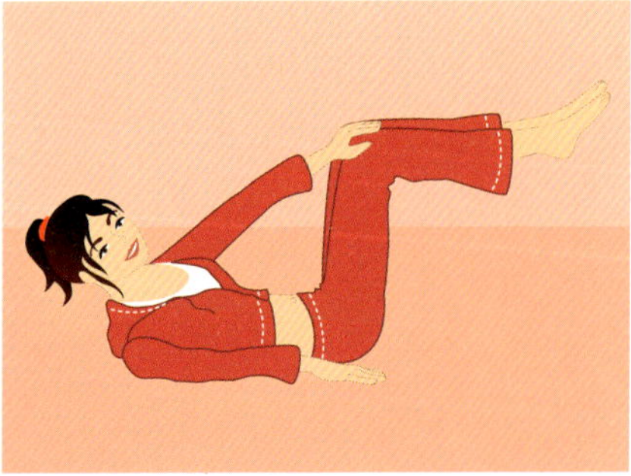

Crunch „verkehrt“

Ausgangsposition: Rückenlage, Füße aufgesetzt, beide Knie im Winkel von etwa 90 Grad gebeugt, Arme seitlich neben dem Körper.
Ablauf: Heben Sie die Beine an, und beugen Sie Fuß-, Knie- und Hüftgelenk so, dass rechte Winkel entstehen. Legen Sie jetzt die Handflächen auf die Knie und drücken Sie die Knie gegen die gestreckten Arme. Heben Sie Kopf und Schultern an, drücken Sie Arme und Beine gegeneinander.

Variation: Für das Training der schrägen Bauchmuskulatur drücken Sie mit der rechten Hand auf das gegenüberliegende linke Knie. Heben Sie den Kopf und die rechte Schulter und drehen Sie sich dabei leicht zur linken Seite. Den freien Arm legen Sie seitlich neben den Körper. Nicht vergessen: Üben Sie beide Seiten.

TIPP

Darf es ein wenig mehr sein?

Durch einen einfachen „Kniff" lassen sich so gut wie alle Übungen in ihrer Trainingswirkung verstärken bzw. erschweren. Ziehen Sie in der Ausgangsposition die Fußspitzen in Richtung Knie hoch und drücken Sie bei Übungen aus der Rückenlage beispielsweise zusätzlich noch die Fersen auf den Boden.

Diagonalcrunch – aufgestelltes Bein

Ausgangsposition: Rückenlage, Füße aufgesetzt, beide Knie im Winkel von etwa 90 Grad gebeugt, Hände an den Ohren.
Ablauf: Legen Sie den linken Fuß auf den Oberschenkel des rechten Beines. Heben Sie nun den Oberkörper leicht an – die rechte Schulter bewegt sich dabei in Richtung des linken Knies. Die linke Schulter bzw. der linke Arm sollte Kontakt zum Boden halten. Üben Sie beide Seiten.

Gerader Crunch und Diagonalcrunch – alles richtig gemacht?

- Achten Sie während des Übens unbedingt auf eine gleichmäßige Atmung. Vermeiden Sie eine Pressatmung, halten Sie nicht die Luft an! Während der Belastung atmen Sie aus und während der Entlastung ein.
- Spannen Sie Po und Beine leicht an – das stabilisiert den Körper. Drücken Sie dazu die Fersen auf den Boden.
- Versuchen Sie nicht, sich mit den Händen hochzuziehen. Die Hände „tragen" den Kopf – mehr haben sie nicht zu tun.
- Ihre Ellbogen zeigen nach oben zur Decke? „Ziehen" Sie die Ellbogen zur Seite nach außen, die Arme bilden eine Linie.
- Sie nicken mit dem Kopf? Nehmen Sie den Kopf nicht zu nah an die Brust, zwischen Kinn und Brust sollte eine Handbreit Platz sein. Halten Sie die Halswirbelsäule „fest" und stabil.
- Beim Diagonalcrunch: Der angehobene Ellbogen klappt nach innen? Ziehen Sie auch hier die Ellbogen ganz bewusst nach außen zur Seite.
- Beim Diagonalcrunch: Ihr Becken löst sich vom Boden? Halten Sie Becken und Beine stabil. Drücken Sie dazu die Fersen auf den Boden und achten Sie darauf, dass die Knie nach oben zeigen.

Die Ellbogen zeigen nach außen.

Welche Kleidung beim Sport?

Sportkleidung sollte Sie nie einengen, daher ist eine etwas legerere Kleidung von Vorteil. Elastisches Material eignet sich dabei besser als nicht dehnbares. Denn zu weit sollte die Kleidung wiederum auch nicht sein, da Sie oder Ihr Trainingspartner Haltungsfehler einfacher kontrollieren können, wenn der Körper nicht unter wallenden Gewändern verschwindet. Da man beim Sport durchaus ins Schwitzen kommen kann, tragen Sie am besten Kleidung aus Schweiß aufsaugendem Material.

Synthetikfasern haben viele Vorteile.

Liebhaber von Naturfasern sollten umdenken

Moderne Synthetikfasern sind atmungsaktiv, absorbieren Wärme und Feuchtigkeit, die der Körper abgibt und leiten sie nach außen weiter. Zusätzlich halten diese Hightech-Fasern nicht nur Wind und Kälte ab, sie schützen auch vor Überhitzung. Ein anderer Vorteil: Synthetiksachen sind schnell gewaschen, ebenso schnell wieder trocken und daher spätestens am nächsten Tag wieder einsatzbereit.

Zwiebellook ist angesagt

Da sich während des Trainings Ihr subjektives Wärme- bzw. Kälteempfinden ändern kann, sind Sie mit mehreren Schichten – Shirt, Tights, Trainingsanzug – besser gerüstet als nur mit einem dicken Trainingsanzug.

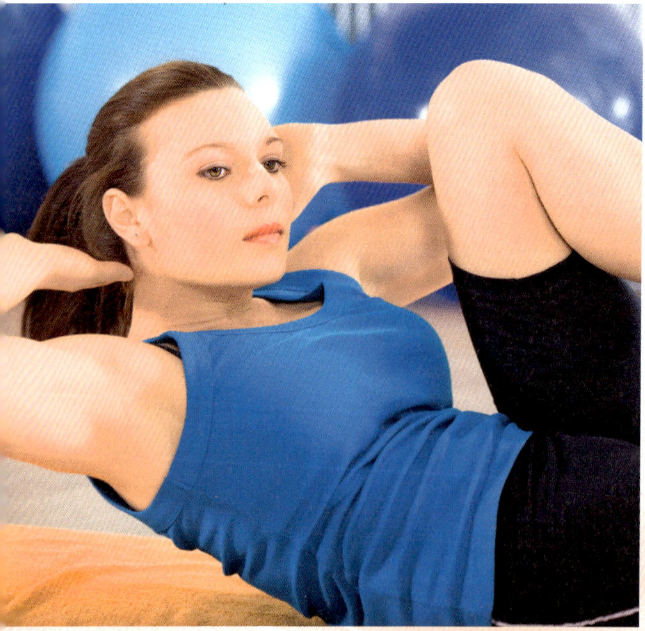

Lassen Sie sich beraten

Frauen sollten beim Sport unbedingt einen gut sitzenden und stützenden Sport-BH tragen. Der Busen bewegt sich bei jedem Schritt nicht unerheblich auf und ab, was für das lockere und nicht sehr feste Stützgewebe des Busens zu viel sein kann. Die Folge: Das Gewebe kann reißen, Dehnungsstreifen können entstehen und der Busen an Spannkraft verlieren. Der Fachhandel hat bestimmt auch für Sie den passenden Sport-BH, am besten wieder aus leichtem Hightechmaterial, stützend und dabei trotzdem kaum zu spüren.

Diagonalcrunch mit Antippen

Ausgangsposition: Rückenlage, Füße aufgesetzt, beide Knie im Winkel von etwa 90 Grad gebeugt, die Hände liegen an den Ohren.
Ablauf: Führen Sie die Knie zum Körper (Oberschenkel zum Rumpf) und strecken Sie die Beine senkrecht nach oben, die Knie bleiben leicht gebeugt. Die Fußspitzen anziehen. Versuchen Sie nun, mit der rechten Hand von außen den linken Fuß zu berühren, während Ihre linke Hand am Ohr bleibt. Üben Sie beide Seiten.

Versuchen Sie, den gegenüberliegenden Fuß anzutippen.

Beckenlift

Ausgangsposition: Rückenlage, Füße aufgesetzt, beide Knie im Winkel von etwa 90 Grad gebeugt, Arme seitlich neben dem Körper.
Ablauf: Führen Sie die Knie zum Körper (Oberschenkel zum Rumpf), strecken Sie die Beine senkrecht nach oben, die Knie bleiben dabei leicht gebeugt. Die Fußspitzen anziehen. Spannen Sie nun die Bauchmuskeln an und versuchen Sie so, den Po etwas vom Boden anzuheben.

TIPP

Hier nicht schwungvoll

Nicht mit Schwung arbeiten, fixieren Sie das Hüftgelenk.

Beckenlift mit gebeugten Beinen

Ausgangsposition: Rückenlage, Füße aufgesetzt, beide Knie im Winkel von etwa 90 Grad gebeugt, Arme seitlich neben dem Körper.
Ablauf: Heben Sie beide Beine so an, dass Hüft- und Kniegelenk rechtwinklig gebeugt sind. Nehmen Sie jetzt den Kopf ein wenig auf die Brust und heben Sie den Po an (Bauchmuskeln anspannen). Sie dürfen die Bewegung mit den Armen ein wenig unterstützen, indem Sie mit ihnen Druck auf den Boden ausüben.

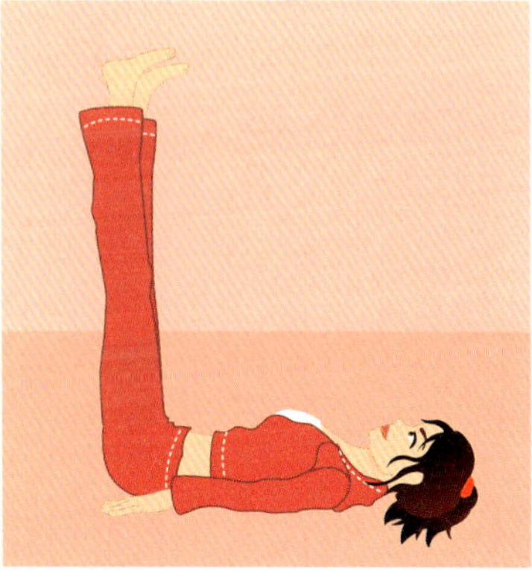

Schräger Beckenlift mit gebeugten Beinen

Ausgangsposition: Rückenlage, Füße aufgesetzt, beide Knie im Winkel von etwa 90 Grad gebeugt, die Hände an den Ohren.
Ablauf: Führen Sie die Knie zum Körper (Oberschenkel zum Rumpf), strecken Sie die Beine senkrecht nach oben, die Knie bleiben leicht gebeugt. Um die schräge Bauchmuskulatur zu trainieren, heben Sie nun nur eine Beckenseite etwas vom Boden an, sodass auch nur das entsprechende Bein weiter nach oben gestreckt wird.

TIPP

Beckenlifts – alles richtig gemacht?

- *Achten Sie auch bei den Beckenlifts auf eine gleichmäßige Atmung. Atmen Sie beim Anheben des Beckens aus und beim Absenken ein.*
- *Sie schaffen es nicht, den Po vom Boden zu lösen? Nicht schlimm – Hauptsache, Sie spannen die Bauchmuskeln beim Lift kräftig an. Übung macht auch hier den Meister.*
- *Die Bewegung beim Polift ist fließend – niemals ruckartig oder mit Schwung üben.*

Bauchmuskelübungen mit dem Gymnastikband

Ziehen Sie die Fußspitzen hoch und drücken Sie die Ferse nach unten.

Die Grundspannung

Besonders effektiv trainieren Sie die folgenden Bauchmuskelübungen mit dem Gymnastikband, wenn Sie vor jeder Übung auf die Grundspannung achten. Nehmen Sie hierzu die jeweilige Ausgangsposition der Übung ein. Für den Aufbau der nötigen Körperspannung ziehen Sie die Fußspitzen hoch in Richtung Schienbein und drücken zur gleichen Zeit die Fersen fest auf den Boden. Spannen Sie dazu noch die Pobacken an und drücken Sie durch Anspannen der Bauchmuskeln die Lendenwirbelsäule fest auf den Boden. Achten Sie immer auf die Atmung. Beim Hochrollen sollten Sie aus- und beim Zurückrollen einatmen.

- **Crunch mit Band für die gerade Bauchmuskulatur**

Ausgangsposition: Rückenlage, Füße aufgesetzt, beide Knie im Winkel von etwa 90 Grad gebeugt, Gymnastikband um die Hände gewickelt, Grundspannung einnehmen.

Ablauf: Heben Sie den Oberkörper etwas an und ziehen Sie gleichzeitig das mit beiden Enden um die Hände gewickelte Gymnastikband so weit wie möglich auseinander. In dieser Position sollten Sie fünf Sekunden verharren, nehmen Sie anschließend den Oberkörper wieder zurück und lösen Sie die Spannung.

Beugen Sie die Knie im rechten Winkel.

- **Diagonalcrunch mit Band für die schräge Bauchmuskulatur**

Ausgangsposition: Rückenlage, Füße aufgesetzt, beide Knie im Winkel von etwa 90 Grad gebeugt, Gymnastikband um die Hände gewickelt, Grundspannung einnehmen.

Ablauf: Heben Sie den Oberkörper etwas an und ziehen Sie gleichzeitig das um die Hände gewickelte Gymnastikband so weit wie möglich auseinander. Um die schräge Bauchmuskulatur zu trainieren, führen Sie die Hände nun allerdings am rechten bzw. am linken Knie vorbei. In dieser Position sollten Sie fünf Sekunden verharren, nehmen Sie dann den Oberkörper wieder zurück und lösen Sie die Spannung. Üben Sie beide Seiten.

Diagonalcrunch mit Band - langer Arm

Ausgangsposition: Rückenlage, Füße aufgesetzt, beide Knie im Winkel von etwa 90 Grad gebeugt, Grundspannung einnehmen. Das Gymnastikband mit einem etwa schulterbreiten Abstand um die Hände gewickelt.

Achten Sie auf die Grundspannung!

Ablauf: Heben Sie den Oberkörper etwas. Führen Sie gleichzeitig den rechten Arm zur rechten Hüfte auf den Boden und den linken Arm links am Kopf vorbei. In dieser Position fünf Sekunden verharren, nehmen Sie dann die Ausgangsstellung wieder ein und lösen Sie die Spannung. Wechseln Sie die Bewegungsrichtung.

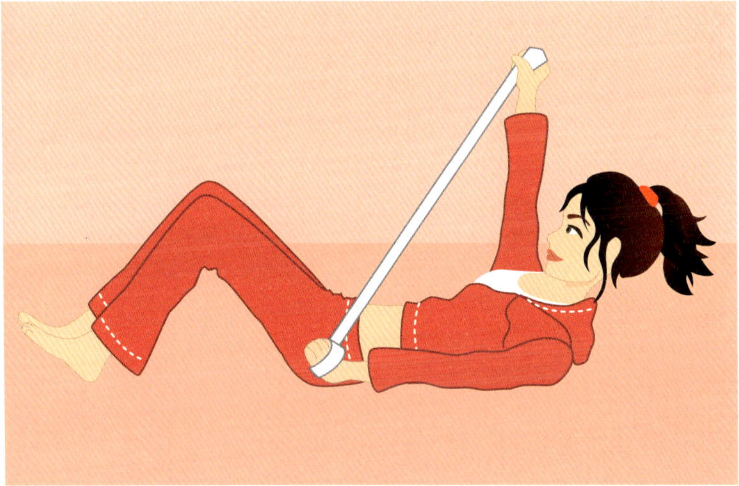

Crunch für die untere Bauchmuskulatur

Ausgangsposition: Rückenlage, Füße aufgesetzt, beide Knie im Winkel von etwa 90 Grad gebeugt, Gymnastikband um die Hände gewickelt, Grundspannung einnehmen.

Ablauf: Führen Sie das linke Knie zum Bauch und strecken Sie das Bein dann nach oben – ziehen Sie die Fußspitze dabei an. Das andere Bein bleibt in der Ausgangsposition. Heben Sie nun Kopf und Schultern ein wenig an und ziehen Sie zur gleichen Zeit das um die Hände gewickelte Gymnastikband so weit wie es Ihnen möglich ist auseinander. Führen Sie die gestreckten Arme zum linken Knie. In dieser Position sollten Sie fünf Sekunden verharren, nehmen Sie dann die Ausgangsposition wieder ein und lösen Sie die Spannung. Üben Sie wieder beide Seiten.

Halten Sie die Endposition eine Weile.

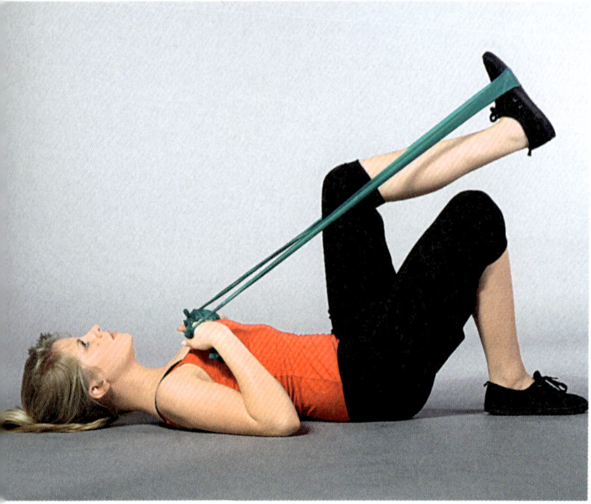

Crunch – angewinkeltes Bein für die gerade Bauchmuskulatur

Ausgangsposition: Rückenlage, ein Bein etwa 20 bis 30 Zentimeter vom Po entfernt aufgestellt, das andere Bein mit gebeugtem Knie senkrecht nach oben heben. Nehmen Sie das Gymnastikband hüftbreit mit beiden Händen und spannen Sie es über das angewinkelte Bein.

Ablauf: Rollen Sie nun den Oberkörper bei gestreckten Armen, angewinkelten Beinen und gegen den Widerstand des Gymnastikbandes so gut es geht nach vorn hin auf.

TIPP

Gymnastikband – alles richtig gemacht?

- *Ziehen bzw. dehnen Sie das Gymnastikband immer gleichmäßig, aber niemals ruckartig.*
- *Hals- und/oder Nackenmuskeln verspannen sich? Entweder fordern Sie zu viel von sich, oder Ihre Kopfhaltung ist nicht korrekt. Reduzieren Sie die Belastungsintensität und entlasten Sie speziell die Nackenmuskulatur, indem Sie das Kinn nicht zur Brust nehmen, sondern senkrecht zur Decke schauen.*
- *Atmen Sie gleichmäßig.*
- *Vergessen Sie die Grundspannung nicht!*
- *Vorsicht! Schmerzen sind immer ein Warnsignal des Körpers und bedeuten sofortigen Trainingsstopp dieser Übung. Respektieren Sie diese Botschaft. Irgendetwas läuft bei der Übung falsch, oder Sie trainieren evtl. zu intensiv! Machen Sie eine kleine Pause oder mit dem nächsten Step weiter.*

Diagonalcrunch

Ausgangsposition: Rückenlage, die Füße aufgesetzt, die Fersen fest auf den Boden gedrückt. Das Gymnastikband liegt unter der Schulter, fassen Sie es mit beiden Händen.

Ablauf: Führen Sie die rechte Hand zum linken Knie, der linke Arm bleibt gestreckt seitlich am Körper auf dem Boden liegen. Heben Sie den Oberkörper ohne Schwung etwas an und legen Sie den Kopf nie ganz ab. Üben Sie auch hier wieder beide Seiten.

TIPP

Die Spannung halten

Denken Sie an die anfangs beschriebene Grundspannung, damit Sie mit dem Körper nicht zur Seite kippen.

Training für die tiefe Bauchmuskulatur

Ausgangsposition: Rückenlage. Mit beiden Händen das Gymnastikband festhalten und mit den Füßen in der „Schlaufe" stehen. Die Fersen Richtung Decke stoßen, ohne den Po dabei vom Boden zu heben, die Knie bleiben leicht gebeugt.

Ablauf: Um die tiefen Muskelschichten der Bauchmuskulatur zu trainieren, ziehen Sie jetzt den Bauch etwas ein. Senken Sie die Beine anschließend langsam zum Boden.

TIPP

Der Körper gibt Signale

Achten Sie darauf, dass Ihr Becken völlig ruhig bleibt und nicht ins Hohlkreuz kippt. Sobald sich die Hüften oder der Rücken mitbewegen, sollten Sie die Übung abbrechen, denn das ist das sichere Zeichen dafür, dass Ihre tiefe Bauchmuskulatur ermüdet ist. Mit sturem Weiterüben laufen Sie Gefahr, durch falsche Haltung Ihrem Körper zu schaden.

Das Dehnen nicht vergessen

Die Bauchmuskulatur zu dehnen ist gar nicht so einfach. Hier einige der wenigen Übungen:

Gerade Bauchmuskulatur

Ausgangsposition: Rückenlage, Beine und Arme gestreckt.

Ablauf: Versuchen Sie zu wachsen! Ziehen Sie sich bewusst in die Länge – als ob Sie auf einer Streckbank liegen würden. Eine leichte Hohlkreuzhaltung ist hier ausnahmsweise sogar einmal erwünscht, um die gerade Bauchmuskulatur dehnen zu können.

TIPP

Geteilte Übungsfreude

Zusammen mit einem Trainingspartner machen alle Übungen noch mehr Spaß, und Sie können sich darüber hinaus natürlich auch gegenseitig auf Haltungsfehler hinweisen.

Schräge Bauchmuskulatur

Ausgangsposition: Rückenlage, Beine aufgestellt, Arme senkrecht nach oben gestreckt.

Ablauf: Legen Sie die geschlossenen Beine nach rechts, die Arme nach links und drehen Sie den Kopf nach rechts. Drücken Sie die Schulterblätter dabei fest auf den Boden. Die Knie und die Fersen sollten Sie zusammen- und in einer leichten Grundspannung halten. Üben Sie beide Seiten.

Bauchatmung – Dehnung der tiefen Bauchmuskulatur

Ausgangsposition: Rückenlage, die Beine aufgestellt, die Arme seitlich neben dem Körper.

Atmen Sie bewusst.

Ablauf: Legen Sie die Handflächen auf Ihren Bauch. Atmen Sie nun ganz bewusst tief aus und ein, sodass sich Ihre Bauchdecke deutlich wölbt und wieder senkt. Erspüren Sie die Bewegung mit Ihren Händen?

Sichel – Dehnung der schrägen Bauchmuskulatur

Ausgangsposition: Rückenlage, Beine und Arme gestreckt.

Ablauf: Ziehen Sie sich selbst mit lang gestreckten Armen und gestreckten Beinen zu einer „Mondsichel" – zuerst auf die linke Seite, dann auch auf die rechte Seite.

Beine – rank und schlank

Sie werden geliebt, gehasst und trotzdem oft bewundert. Mal ehrlich – besonders Frauen neigen dazu, mit hyperkritischem Blick den Zustand ihrer Beine zu beäugen. Spätestens dann, wenn die Temperaturen steigen und Rock- und Hosensäume in Richtung Taille rutschen. Dabei sollten wir den Beinen eigentlich danken, denn sie tragen uns den lieben langen Tag von einem Ort zum anderen und leisten Schwerstarbeit. Beine sind etwas Wunderbares, schenken Sie ihnen also auch die Aufmerksamkeit, die sie verdienen.

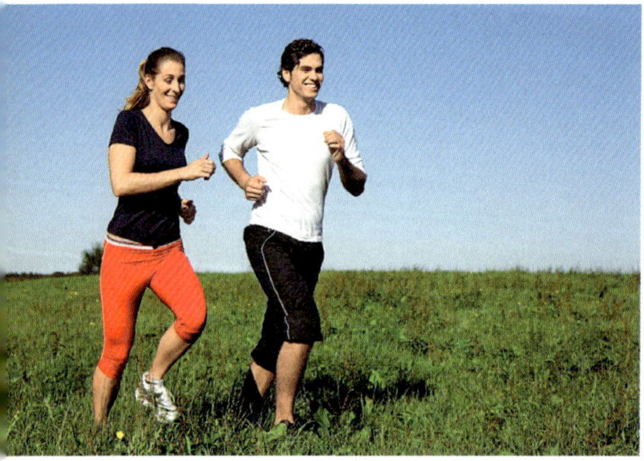

Übrigens, noch ein Wort an die weiblichen Leser: Ein Bein ist nicht erst dann schön, wenn es möglichst dünn ist, sondern schon dann, wenn die Muskulatur gut ausgeformt und straff ist. Also kurz gesagt, wenn die Proportionen stimmen. Auf Storchenbeinen lässt sich's eher schwer königlich durchs Leben „schreiten".

Aufgaben der Beinmuskulatur

Bei der Beinmuskulatur unterscheidet man die Oberschenkelmuskulatur, die auf das Kniegelenk wirkt, und die Unterschenkelmuskulatur, die sich auf das Fußgelenk bezieht.

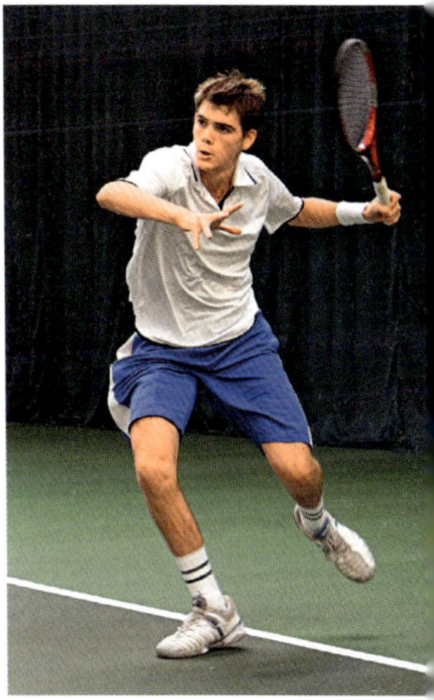

Die Muskeln des Oberschenkels

Die Oberschenkelmuskulatur hat insgesamt vier große Aufgaben: Ein Teil beugt das Knie, der nächste streckt es, einige Muskeln drehen den Unterschenkel bei angewinkeltem Bein leicht nach links oder rechts, und andere Muskelpartien sind dafür verantwortlich, dass der Schenkel herangezogen (Gruppe der Adduktoren) oder abgespreizt (Gruppe der Abduktoren) werden kann. Den beiden letzteren sollten Sie besondere Aufmerksamkeit widmen, da sie im Alltag viel zu wenig gefordert werden. Ihre Ausbildung trägt jedoch entscheidend zum Schutz des Hüftgelenkes bei.

Die Unterschenkelmuskulatur

Die Unterschenkelmuskulatur ist für alle Streck- und Beugebewegungen sowohl des Fußes als auch der Zehen zuständig. Darüber hinaus ermöglicht sie kleinere Drehungen des Fußes. Ob wir gehen, laufen, springen, Treppen steigen, stehen oder auch „nur" sitzen – bei allem sind die Beinmuskeln voll im Einsatz. Fast durchweg erfolgt im alltäglichen Einsatz – wenn überhaupt – ausnahmslos eine Kräftigung.
Die Folge: Diese Muskeln sind meistens verkürzt und haben es dringend nötig, regelmäßig gedehnt zu werden, um Dysbalancen zu vermeiden. Daher aufgepasst: Vergessen Sie vor lauter Formen und Stylen nie, Ihre Beine liebevoll zu stretchen. Sie werden es Ihnen danken. Wie fit Ihre Beinmuskulatur schon ist, können Sie testen:

Fitnesstest 1 für die Oberschenkelmuskulatur

Ausgangsposition: Sitz auf einem Stuhl, Arme vor der Brust verschränkt.
Ablauf: Versuchen Sie, mit nur einem Bein vom Stuhl aufzustehen. Testen Sie beide Beine! Sie schaffen es, ohne die Balance zu verlieren? Oder ist es eine eher mühsame Angelegenheit – dann sollten Sie unbedingt etwas für Ihre Oberschenkelkraft tun.

TIPP

Vorsicht für Kniegeschädigte und Rheumatiker

Bei Knieschäden oder Rheuma überspringen Sie den ersten Test, prüfen Sie Ihre Muskelkraft in diesem Fall ausschließlich mit dem zweiten Fitnesstest.

INFO

Belastungsprüfung Fitnesstest 2

Dauer der Belastung (in Sekunden)	Bewertung
bis 30	*schlecht*
31 – 60	*mäßig*
60 – 90	*mittel*
91 – 120	*gut*
mehr als 120	*sehr gut*

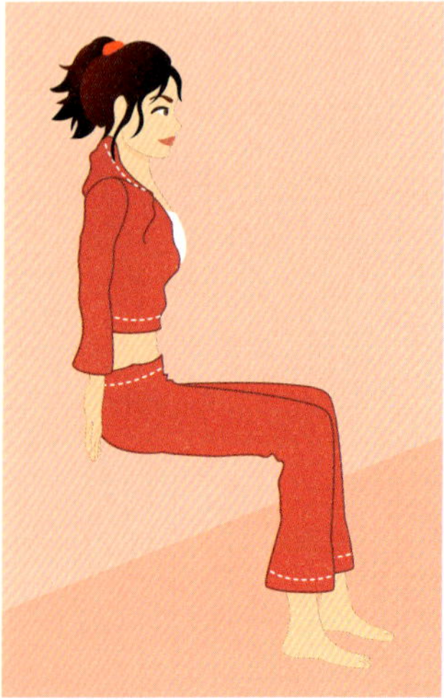

Fitnesstest 2 für die Oberschenkelmuskulatur

Ausgangsposition: Grätschstand, mit dem Rücken an eine Wand gestützt.
Ablauf: Gehen Sie aus der Ausgangsposition langsam in die Hocke, bis die Knie 90 Grad gebeugt sind. Bleiben Sie in dieser Haltung. Wie lange können Sie in diesem „Phantomsitz" verharren? Stoppen Sie die Zeit und vergleichen Sie den Wert mit den Angaben in der oben stehenden Tabelle!

Wadentraining 1 – Wippe

Ausgangsposition: Stand mit leicht gebeugten Beinen, die Füße sind hüftbreit geöffnet.
Ablauf: Heben und senken Sie Ihren Körper durch langsames Auf- und Abwippen der Fersen.

Wadentraining 2 – Hebung

Ausgangsposition: Stand, nur mit den Fußspitzen auf einer Treppenstufe oder einem dicken Buch, die Fersen müssen abgesenkt werden können.
Ablauf: Heben Sie aus der unteren Position Ihren Körper ausschließlich mit der Kraft Ihrer Wadenmuskulatur. Bei dieser Übung dehnen Sie bei der Abwärtsbewegung gleichzeitig jedes Mal Ihre Wadenmuskeln ein wenig.
Variation: Trainieren Sie nur mit einem Bein! Legen Sie dazu den Fuß des Spielbeines an die Wade des anderen Beines. Wechseln Sie die Seite!

Wadentraining 3 – Verlagerung

Ausgangsposition: Stand hinter der Rückenlehne eines Stuhles, Füße hüftbreit geöffnet, Hände auf der Rückenlehne abgestützt.
Ablauf: Verlagern Sie Ihr Gewicht auf das rechte Bein (Knie leicht gebeugt) und legen Sie den linken Fuß an die Wade des rechten Beines. Stützen Sie sich mit den Händen an der Lehne des Stuhles ab.

Schieben Sie nun langsam Ihren Körper über die Ferse und den Fußballen des rechten Fußes nach oben und strecken Sie den Fuß. Halten Sie die Spannung und senken Sie sich dann langsam wieder ab. Wiederholen Sie die Übung mit dem anderen Bein.

Schienbein-Flex

Ausgangsposition: Grätschstand mit leicht gebeugten Beinen, Belastung auf einem Fuß, Hände auf dem Oberschenkel des belasteten Beines abgestützt, Oberkörper leicht vorgebeugt.

Ablauf: Ziehen Sie die Zehen des unbelasteten Fußes in Richtung Knie hoch. Die Ferse behält Kontakt zum Boden. Üben Sie beide Seiten.

TIPP

Achten Sie auf die Haltung!

Halten Sie die Wirbelsäule gerade und den Oberkörper möglichst ruhig.

Oberschenkelvorderseite

Ausgangsposition: Weite Schrittstellung, das Gewicht sollte gleichmäßig auf beide Beine verteilt sein, der hintere Fuß ruht dabei nur auf dem Ballen, Ferse hoch, die Arme liegen seitlich am Körper an.

Ablauf: Beugen Sie die Knie senkrecht nach unten, strecken Sie die Knie wieder. Achten Sie darauf, dass das vordere Knie nicht weiter als in einem Winkel von 90 Grad gebeugt wird. Üben Sie beide Seiten!

Oberschenkelvorderseite und Po (Squat)

Ausgangsposition: Stand mit leicht gebeugten Beinen, Füße etwas mehr als schulterbreit geöffnet, Knie und Fußspitzen zeigen nach außen, Arme ziehen nach unten hinten.

Ablauf: Beugen Sie die Knie bis zu einem Winkel von maximal 90 Grad, halten Sie kurz die Position, dann strecken Sie sich wieder. Die Knie müssen immer (!) in einer Linie über den Füßen bleiben.

Beachten Sie die Linie der Knie über den Füßen.

Oberschenkelvorder- und rückseite

Ausgangsposition: Stand mit dem Rücken vor der Sitzfläche eines Stuhles, Füße hüftbreit geöffnet.

Ablauf: Tun Sie so, als ob Sie sich auf den Stuhl setzen wollen. Halten Sie jedoch in der Bewegung wenige Zentimeter vor der Sitzfläche inne und verharren Sie in dieser Belastung etwa fünf Sekunden. Etwas einfacher geht es, wenn Sie anfangs die Arme vor den Körper nehmen und in der Halteposition die Hände auf den Oberschenkeln abstützen.

Oberschenkelrückseite

Ausgangsposition: Stand, enge Fußstellung, die Knie berühren sich, die Arme liegen seitlich am Körper an.

Ablauf: Verlagern Sie das Gewicht auf den rechten Fuß. Beugen Sie das linke Bein und heben Sie die linke Ferse zum Po hoch. Die Kniegelenke sind bei dieser Übung parallel und bleiben zusammen. Üben Sie auch hier wieder beide Seiten.

Oberschenkelrückseite – Rumpfmuskulatur

Für diese Übung muss der Untergrund glatt sein.

Ausgangsposition: Diese Übung funktioniert nur auf einem glatten Untergrund! Nehmen Sie die Rückenlage ein, die Arme liegen seitlich neben dem Körper, Füße hüftbreit auseinander auf je einem Handtuch aufgestellt, Knie rechtwinklig gebeugt.

Ablauf: Heben Sie den Po an. Strecken und beugen Sie nun abwechselnd die Beine. Ihre Füße bzw. Ihre Fersen gleiten auf dem Boden hin und her. Halten Sie Ihr Becken stabil – spannen Sie dazu Bauch und Po leicht an.

Variation: Anstatt Handtücher zu benutzen, können Sie sich auch dicke Socken anziehen, sie eignen sich sehr gut zum Gleiten.

TIPP

Beintraining – alles richtig gemacht?

- *Bei Übungen, die im Stand ausgeführt werden, sollten Sie darauf achten, dass Sie Ihre Kniegelenke nie völlig durchstrecken. Behalten Sie stets eine leichte Beugung der Gelenke bei und vermeiden Sie so unnötige Belastungsspitzen.*
- *Rufen Sie sich immer in Erinnerung, nie mit Schwung zu arbeiten, Sie belasten sonst unnötigerweise Ihre Gelenke.*
- *Versichern Sie sich, dass Ihre Kniegelenke gesund sind. Im Zweifelsfall fragen Sie Ihren Arzt.*
- *Fallen Sie nicht ins Hohlkreuz.*
- *Behalten Sie Ihre Grundspannung.*

Oberschenkelrückseite und Po

Ausgangsposition: Stand hinter der Rückenlehne eines Stuhles mit leicht gebeugten Beinen, Füße hüftbreit geöffnet, Hände auf der Stuhl-Rückenlehne abgestützt.

Ablauf: Heben Sie ein Bein – ohne Schwung! – nach hinten oben an. Die Fußspitze zeigt dabei nach unten oder kann auch leicht nach außen gedreht sein. Der Rücken bleibt gerade. Fallen Sie bei der Aufwärtsbewegung nicht ins Hohlkreuz. Trainieren Sie anschließend das andere Bein!

Oberschenkelaußenseite im Stand

Ausgangsposition: Stand hinter der Rückenlehne eines Stuhles mit leicht gebeugten Beinen, Füße hüftbreit geöffnet, Hände auf der Stuhl-Rückenlehne abgestützt.

Die Hände ruhen auf der Stuhllehne.

Ablauf: Heben Sie ein Bein – auch hier ohne Schwung! – zur Seite direkt nach oben an. Die Fußspitze zeigt dabei nach unten oder kann auch leicht nach außen gedreht sein. Der Rücken bleibt gerade. Trainieren Sie anschließend auch das andere Bein!

Oberschenkelaußenseite (Abduktoren – Schenkelabspreizer)

Ausgangsposition: Seitlage, der Kopf ist auf der Hand des unteren Armes abgestützt, die andere Hand stützt vor dem Körper ab, die Beine sind dabei leicht angewinkelt.

Ablauf: Heben und senken Sie das obere Bein, ohne es dabei ganz abzulegen. Die Fußspitze zeigt nach vorn, Ihr Oberkörper bleibt ruhig. Wechseln Sie die Seite.

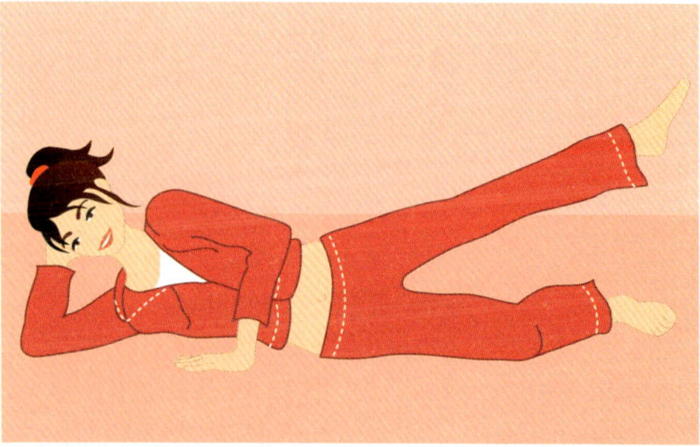

Variation: Verstärken Sie die Wirkung, indem Sie das obere (übende) Bein immer weniger anwinkeln – bis es fast völlig gestreckt ist. Dadurch verlängern Sie den Hebel.

TIPP

Hohlkreuz vermeiden

Auch bei dieser Übung sollten Sie unbedingt darauf achten, dass Sie nicht ins Hohlkreuz fallen.

Oberschenkelinnenseite 1 (Adduktoren – Schenkelanzieher)

Ausgangsposition: Stand mit leicht gebeugten Beinen, Füße hüftbreit geöffnet, die Hände sind in den Hüften aufgestützt.

Ablauf: Verlagern Sie das Gewicht auf den rechten Fuß. Kreuzen Sie dann das linke Bein, das Spielbein, über das Standbein. Die Fußspitze des Spielbeines zeigt dabei ständig nach vorn.

TIPP

Aufrecht stehen

Halten Sie das Becken aufgerichtet, nicht seitlich ausweichen.

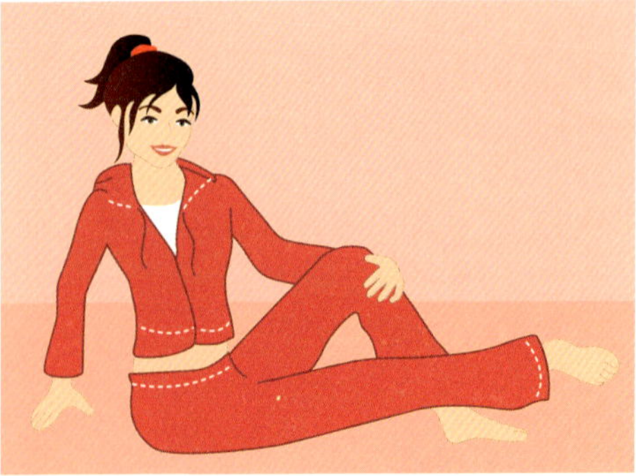

Oberschenkelinnenseite 2 (Adduktoren – Schenkelanzieher)

Ausgangsposition: „Seitlicher" Sitz. Körpergewicht auf eine Pohälfte verlagert, Oberkörper aufgerichtet, die Hand des unteren Armes stützt hinter dem Körper ab, die andere umfasst das Knie des oberen, aufgestellten Beines, das untere Bein ist gestreckt, die Fußspitze ist angezogen.

Ablauf: Heben und senken Sie das untere (gestreckte) Bein so weit, dass sich beide Knie fast auf gleicher Höhe befinden. Die Fußspitze bleibt angezogen. Setzen Sie das Bein während des Übens nicht auf dem Boden ab. Wechseln Sie die Seite.

Kräftigung der Beinmuskulatur mit dem Gymnastikband

Wadentraininig

Ausgangsposition: Rückenlage, das Gymnastikband um beide Fußsohlen geschlungen, das nochmals überkreuzte Band an den Enden seitlich am Körper mit den Händen fixiert, die leicht gebeugten Beine senkrecht nach oben geführt.

Die Beine sind leicht gebeugt.

Ablauf: Strecken Sie die Füße aus den Fußgelenken heraus gegen den Widerstand des Gymnastikbandes in Richtung Decke – dann wieder zurück.

Schienbeintraining

Ausgangsposition: Stand, das auf Unterschenkellänge zu einer Schlaufe geknotete Gymnastikband um beide Fußknöchel gelegt.

Ablauf: Heben Sie ein Bein an, die Hände umfassen dabei den Oberschenkel und stabilisieren das Bein. Ziehen und strecken Sie im Wechsel die Zehen des Spielbeins gegen den Widerstand des Bandes in Richtung Knie und wieder zurück. Üben Sie beide Seiten.

TIPP

Achten Sie auf die Haltung!

Halten Sie den Oberkörper dabei gerade und das Becken in Mittelstellung.

Oberschenkelvorderseite im Stand

Ausgangsposition: Im Stand das Gymnastikband unter beide Füße legen, die Enden mit den Händen greifen und das Band straffziehen.

Ablauf: Beugen und strecken Sie gegen den Widerstand des Bandes die Knie. Dabei sollten Sie aber nicht weiter als 90 Grad beugen! Die Knie müssen sich dabei immer über den Fußspitzen befinden.

Oberschenkelvorderseite aus der Rückenlage

Ausgangsposition: Rückenlage, das zu einer Schlaufe geknotete Gymnastikband um den Fuß des leicht gebeugten rechten Beines legen, das linke Bein ist gestreckt.

Ablauf: Strecken Sie das gebeugte Bein gegen den Widerstand des Bandes nach oben. Wechseln Sie das Bein!

Oberschenkelrückseite im Stand

Ausgangsposition: Im Stand die Schlaufe des geknoteten Gymnastikbandes um den Knöchel des rechten Beines schlingen, das linke Bein steht auf dem Band, die Hände fassen die Enden.

Ablauf: Heben Sie gegen den Widerstand des Bandes die Ferse des rechten Beines nach hinten in Richtung Po an. Halten Sie die Knie parallel und möglichst eng zusammen. Üben Sie beide Seiten.

Halten Sie Ihre Knie eng beieinander.

Oberschenkelrückseite aus der Bauchlage

Ausgangsposition: Bauchlage, das auf Unterschenkellänge geknotete Gymnastikband um beide Füße legen, der Kopf ruht auf den unter ihm verschränkten Armen.

Ablauf: Während ein Fuß mit dem Band am Boden bleibt, ziehen Sie den anderen Fuß langsam und mit hoher Spannung zum Po bzw. nach oben. Üben Sie beide Seiten.

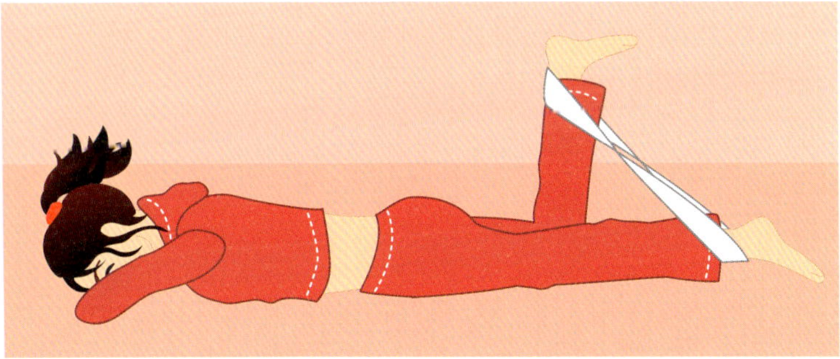

Oberschenkelinnenseite im Stand

Ausgangsposition: Stand, Füße etwa hüftbreit geöffnet, das auf Unterschenkellänge geknotete Gymnastikband um beide Fußknöchel gelegt, die Hände sind in den Hüften abgestützt.

Ablauf: Verlagern Sie das Gewicht etwas auf das rechte Bein (Standbein) und kreuzen Sie mit dem linken gegen den Widerstand des Gymnastikbandes vor das Standbein. Die Fußspitze ist dabei angezogen. Üben Sie auch hier wieder beide Seiten.

TIPP

Nicht ausweichen!

Halten Sie bei der Übungsausführung eine leichte Grundspannung. Weichen Sie nicht mit dem Becken aus.

Oberschenkelinnenseite aus der Seitlage

Ausgangsposition: Seitlage, der Kopf ist auf der Hand des unteren Armes abgestützt, die andere Hand stützt vor dem Körper ab, das obere Bein ist leicht angewinkelt, das untere Bein ist gestreckt; das auf Unterschenkellänge geknotete Gymnastikband wird um den Oberschenkel des unteren Beines und den Fußknöchel des oberen Beines geschlungen.

Ablauf: Heben und senken Sie das untere Bein in kleinem Bewegungsausmaß. Wechseln Sie dann die Seite.

TIPP

Die Spannung ist wichtig

Fallen Sie nicht mit dem Po nach hinten. Halten Sie die Grundspannung.

Oberschenkelaußenseite aus dem Stand

Ausgangsposition: Stand mit leicht gebeugten Beinen, das auf Unterschenkellänge geknotete Gymnastikband wird um beide Oberschenkel oder Knie geschlungen.

Halten Sie die Beckenmittelstellung.

Ablauf: Stützen Sie die Hände in den Hüften ab und spreizen Sie dann ein Bein seitlich gegen den Zug des Gymnastikbandes ab. Üben Sie beide Seiten. Nicht mit dem Becken ausweichen, halten Sie die Beckenmittelstellung.

Oberschenkelaußenseite aus der Seitlage

Ausgangsposition: Seitlage, der Kopf ist mit der Hand des unteren Armes abgestützt, die andere Hand stützt vor dem Körper ab, die Beine sind leicht angewinkelt, das auf Unterschenkellänge geknotete Gymnastikband ist dabei um beide Oberschenkel oder Knie geschlungen.

Ablauf: Heben und senken Sie das obere Bein gegen den Widerstand des Bandes. Die Ferse des übenden Beines ist immer leicht hinter dem Becken. Wechseln Sie die Seite!

Halten Sie durch – Motivationshilfen

Den Entschluss zu fassen, etwas für den eigenen Körper zu tun, ist das Eine. Das Übungsprogramm dann auch so zu gestalten, dass man durchhält und sich selbst stets zum Training anspornt, das Andere. Um den Körper auch längerfristig effektiv fit zu halten, gilt es, sich selbst zu motivieren. Hier einige Hilfen:

Motivation ist das A und O für effektives Training.

Setzen Sie sich realistische Ziele!

Freuen Sie sich über kleine Fortschritte – beweisen Sie Geduld. Muskeln wachsen langsam! Legen Sie die Messlatte nicht allzu hoch. Seien Sie kritisch, aber ehrlich mit sich selbst.

Übertreiben Sie es nicht, aber seien Sie konsequent!

Jeden Tag die Waage zu befragen oder per Maßband nachzusehen, ob das Training Ergebnisse zeigt, wird Sie mehr frustrieren als anspornen. Alles braucht seine Zeit. Planen Sie Ihr Training zu festen Zeiten ein. Auf- bzw. Verschieben gilt nicht. Auch wenn es einmal eng wird: Lassen Sie Ihr Training nicht ausfallen. Reicht die Zeit nicht für die komplette Einheit: Eine halbe Stunde muss sein – wählen Sie Ihre Lieblingsübungen aus. Oder verabreden Sie sich mit der besten Freundin, dem besten Freund oder Ihrem Partner. Zu zweit macht es mehr Spaß, und das Training wird nicht so schnell abgesagt oder verschoben.

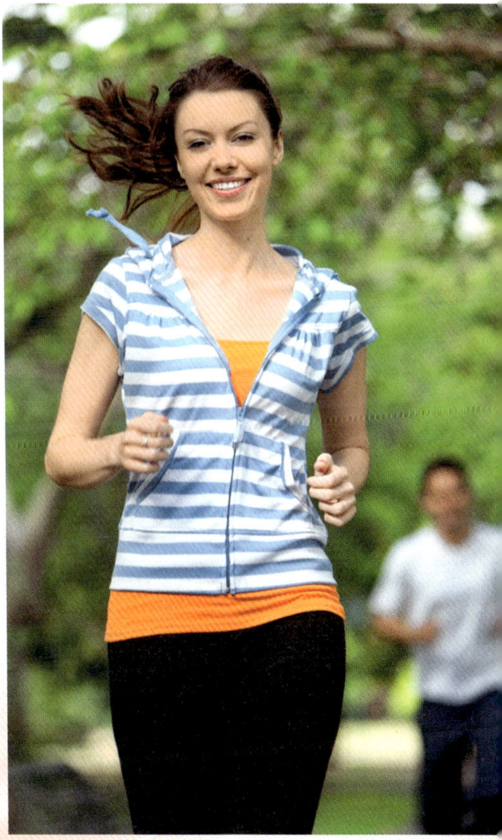

Regeneration und Abwechslung

Belohnen Sie das Erreichen kleinerer Etappenziele beispielsweise mit einer Massage, einem Besuch im Wellnessbad oder einer guten Körpercreme. Bei größeren Erfolgen darf es natürlich auch ein neuer Bikini oder Ähnliches sein. Sorgen Sie für Abwechslung, damit es auf Dauer nicht langweilig wird. Tauschen Sie Übungen aus. Nehmen Sie Änderungen in Ihrem Aufwärmprogramm vor. Dann fällt es Ihnen leichter, durchzuhalten und Sie werden sehen, was für ein gutes Gefühl es ist, wenn sich erzielte Erfolge verbessern lassen oder dauerhaft gehalten werden können.

Das Dehnen nicht vergessen!

Im Normalfall ist die Beinmuskulatur fast immer verkürzt – auch ohne Kräftigungstraining. Da reichen schon die Belastungen des Alltags aus. Daher ist das Dehnen hier doppelt wichtig. Gehen Sie sanft zur Sache.

Schienbeinmuskulatur

Ausgangsposition: Stand mit leicht gebeugten Beinen, Füße hüftbreit geöffnet, am besten ohne Schuhe.

Denken Sie daran, beide Seiten zu dehnen.

Ablauf: Verlagern Sie das Gewicht auf einen Fuß. Setzen Sie das Spielbein (das unbelastete Bein) mit dem Spann hinter dem Standbein auf. Drücken Sie nun den Spann sanft in Richtung Boden. Halten Sie die Ferse dabei parallel über dem Fuß. Dehnen Sie beide Seiten.

Wadenmuskulatur 1

Ausgangsposition: Weite Schrittstellung, der hintere Fuß nur mit dem Ballen aufgesetzt, das vordere Bein leicht gebeugt, die Fußspitzen zeigen nach vorn; die Hände sind auf dem vorderen Oberschenkel abgestützt.

Ablauf: Drücken Sie nun die Ferse des hinteren Beines flach auf den Boden. Je weiter die Schrittstellung gewählt wird, desto stärker fällt der Dehnungsreiz aus. Wechseln Sie die Seite und dehnen Sie die andere Wade.

Wadenmuskulatur 2

Ausgangsposition: Leichte Schrittstellung hinter einem Stuhl, Hände bei vorgebeugtem Oberkörper auf der Lehne abgestützt.

Ablauf: Schieben Sie das Becken nach vorn und verlagern Sie gleichzeitig das Gewicht auf das vordere, nun gebeugte Bein. Halten Sie den Fuß des hinteren Beines fest auf dem Boden. Wechseln Sie die Seite.

TIPP

Gymnastikband – alles richtig gemacht?

Sie haben Probleme, das Becken stabil in seiner Mittelstellung zu halten? Entweder ist die Übung dann noch etwas zu schwer für Sie – folglich weichen Sie für den Anfang besser auf eine leichtere aus – oder Sie haben die Grundspannung vergessen.

Oberschenkelrückseite 1

Ausgangsposition: Grätschstand mit leicht gebeugten Knien, Füße schulterbreit geöffnet, Hände auf den Oberschenkeln abgestützt.

Ablauf: Ziehen Sie die linke Fußspitze hoch und verlagern Sie dabei Ihr Gewicht langsam so weit auf die rechte Seite, so dass Ihr linkes Bein fast gestreckt ist. Halten Sie den Rücken dabei unbedingt gerade. Wechseln Sie dann die Seite und dehnen Sie auch den anderen Oberschenkel.

Oberschenkelrückseite 2

Ausgangsposition: Aus dem Kniestand ein Bein mit der Ferse vor dem Körper aufgesetzt, das hintere Bein ist gebeugt, die Hände stützen in Schulterhöhe den Oberkörper ab.

Ablauf: Schieben Sie aus der Ausgangsposition langsam den gesamten Oberkörper nach hinten, bis Sie einen noch angenehmen Dehnungsreiz auf der Oberschenkelrückseite verspüren. Wechseln Sie die Seite.

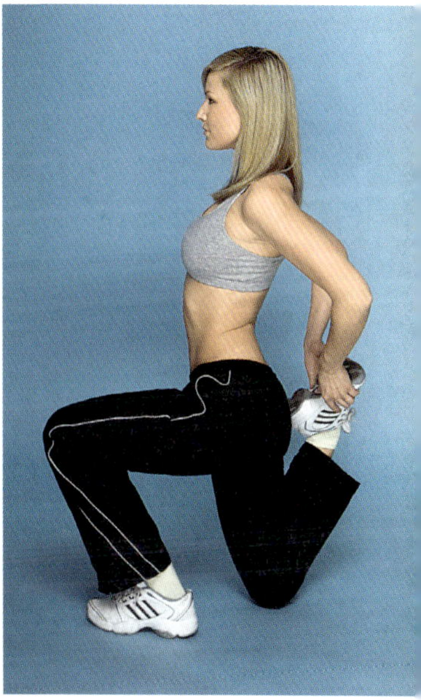

Oberschenkelvorderseite 1

Ausgangsposition: Seitlage, der Kopf ruht auf dem ausgestreckten unteren Arm, die Beine sind 90 Grad angewinkelt.

Ablauf: Fassen Sie mit der Hand des oberen Arms das Fußgelenk des oberen Beines und ziehen Sie den Fuß zum Po. Spannen Sie Ihre Bauch- und Pomuskeln leicht an, damit Sie den Rücken während des Dehnens stabil halten können. Wechseln Sie anschließend die Seite.

Oberschenkelvorderseite 2

Ausgangsposition: Kniestand mit einem vorgestellten Bein.

Ablauf: Fassen Sie den Fuß des hinteren Beines mit der Hand der gleichen Körperseite und ziehen Sie ihn behutsam zum Po. Halten Sie den Oberkörper gerade und stützen Sie sich evtl. auf dem Knie des aufgestellten Beines ab. Wechseln Sie anschließend auch hier die Seite!

TIPP

Hilfreiches Polster

Da die Auflagefläche des Knies sehr klein ist, könnte die Übung etwas schmerzhaft werden. Legen Sie daher eine dicke Decke oder auch ein Kissen unter das Knie.

Oberschenkelinnenseite 1

Ausgangsposition: Sitz, die Füße mit den Sohlen aneinandergelegt, die Hände ruhen auf den Fußgelenken.

Ablauf: Ziehen Sie die Füße sanft mit den Händen zum Po. Zur Verstärkung der Dehnung drücken Sie dabei mit den Ellbogen beide Knie ganz leicht nach unten. Halten Sie dabei unbedingt den Rücken gerade!

Oberschenkelinnenseite 2

Ausgangsposition: Stand, weite Grätschstellung, die Fußspitzen leicht nach außen; die Hände auf den Hüften abgestützt.

Ablauf: Verlagern Sie das Gewicht auf nur ein Bein, ohne dass die Fußsohlen den Kontakt zum Boden verlieren. Halten Sie den Oberkörper gerade. Wechseln Sie die Seite.

Oberschenkelaußenseite und Teile der Pomuskulatur

Ausgangsposition: Rückenlage, Füße der angewinkelten Beine aufgestellt, Arme seitlich am Körper.

Das linke Bein und die Hände unterstützen die Bewegung.

Ablauf: Heben Sie das rechte Bein an und legen Sie es mit dem Fußgelenk auf dem linken Oberschenkel ab. Fassen Sie den linken Oberschenkel mit beiden Händen oberhalb der Kniekehle und ziehen Sie so mithilfe des linken Beines das rechte Bein näher zum Oberkörper heran. Die Dehnung wird dadurch verstärkt. Setzen Sie beide Füße wieder auf dem Boden ab. Wechseln Sie die Seite.

Den Po in Form bringen

Die Gesäßmuskulatur macht uns den aufrechten Gang erst möglich und verleiht unserer Kehrseite Kontur. Sie ist unsere größte Muskelgruppe, die jedoch im Alltag meist unterfordert ist, da wir – beispielsweise im Büro – zu viel sitzen und uns zu wenig bewegen. Leider gehört gerade die Pomuskulatur zu den Muskelgruppen, die bei mangelnder Beanspruchung schnell zum Abbauen, sprich zum Erschlaffen, neigen. Deshalb gilt: Nichts wie ran an Ihr persönliches Potraining!

Aufgaben der Pomuskulatur

Die Pomuskeln sind für den aufrechten Gang unverzichtbar.

Die Gesäßmuskeln – auch Hüftstreckmuskulatur genannt – sind im Zusammenspiel mit der Hüftbeugemuskulatur für Geh-, Lauf- und Sprungbewegungen zuständig, und zwar für die Rückführung des Beines. Außerdem richten sie die Hüfte aus gebeugter Stellung auf und sind für die aufrechte Haltung des Körpers unabdingbar. Nur beim Menschen und bei den Menschenaffen (auch sie beherrschen wenigstens teilweise den aufrechten Gang) hat der Pomuskel deshalb diese Stärke.

Wie fit ist meine Pomuskulatur?

Im Folgenden wird wieder eine einfache Übung beschrieben, mit der Sie die Kraft Ihrer Pomuskulatur überprüfen und Ihren Trainingsfortschritt abfragen können. Machen Sie folgenden Test:

Hüftstrecken

Ausgangsposition: Bauchlage, Knie angewinkelt, die Hände auf dem Rücken verschränkt.

Ablauf: Versuchen Sie die Knie vom Boden abzuheben. Der Kopf bleibt bei der Übungsausführung auf dem Boden. Schaffen Sie es, Ihre Knie etwa fünf Sekunden lang vom Boden zu lösen? Je länger Sie diese Stellung halten können, desto besser ist die Power in Ihrem Po.

TIPP

Richtig Luft holen

Sie sollten nicht den Atem anhalten, atmen Sie während der Übung stets gleichmäßig und bewusst weiter.

Lift, Push-up und vieles mehr

Lift des angewinkelten Beines

Ausgangsposition: Bankstellung mit Handstütz.

Ablauf: Winkeln Sie das rechte Bein an, die Fußspitze ist dabei angezogen. Heben Sie dieses Bein nach hinten oben und senken Sie es wieder ab. Der Oberschenkel sollte maximal bis zur Höhe des Pos angehoben werden. Üben Sie auch hier wieder beide Seiten.

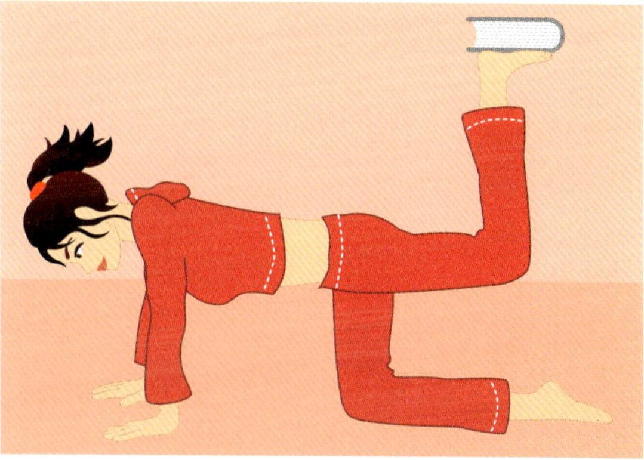

TIPP

Bücher zur Unterstützung

Ein Buch, auf der Fußsohle des übenden Beines platziert, zwingt Ihren Fuß in die korrekte Haltung und hält das Bewegungsausmaß klein. Denn während des Übens spüren Sie stets das Gewicht auf Ihrem Fuß.

Lift des angewinkelten Beines aus der Bauchlage

Ausgangsposition: Bauchlage, Kopf ruht auf den verschränkten Armen, das linke Bein angewinkelt bis zur Hüfte hochziehen, das rechte Bein anwinkeln, die Fußspitze ist dabei angezogen.

Ablauf: Heben Sie das rechte Bein etwas vom Boden ab und schieben Sie die Fußsohle nach oben in Richtung Decke. Wechseln Sie die Seite.

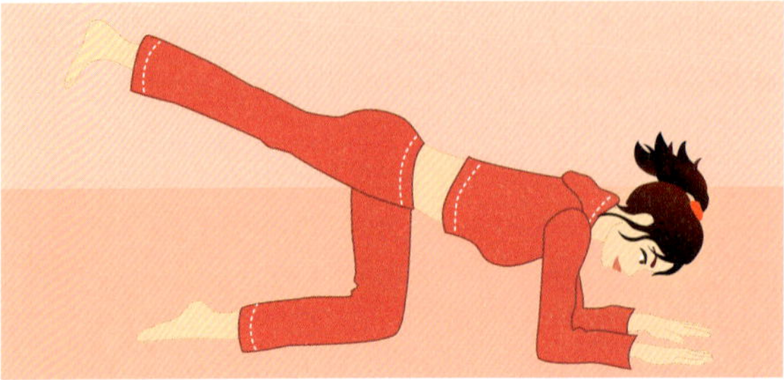

Lift des gestreckten Beines

Ausgangsposition: Bankstellung mit Hand- oder auch Ellbogenstütz.

Ablauf: Heben und senken Sie das rechte gestreckte Bein. Der längere Beinhebel erfordert mehr Kraft. Wechseln Sie die Seite.

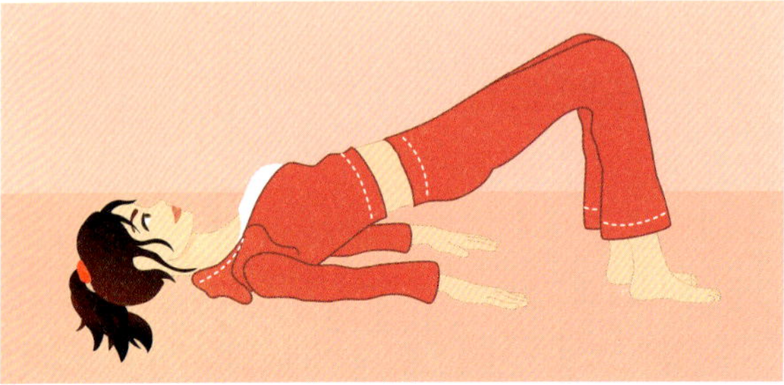

Beckenlift

Ausgangsposition: Rückenlage, Füße etwa hüftbreit aufgestellt, Arme seitlich am Körper.

Ablauf: Heben Sie das Becken leicht und spannen Sie die Pomuskeln an. Heben und senken Sie das Becken im Wechsel mit nur kleiner Bewegungsamplitude. Die Schultern und der obere Rückenbereich halten Kontakt zum Boden. In der Endposition liegen das Kniegelenk sowie Becken und Schultergelenk dann auf einer Linie.

Zeichnen Sie mit dem Becken imaginäre Kreise in der Luft.

Beckenlift und -kreisen

Ausgangsposition: Rückenlage, Füße etwa hüftbreit aufgestellt, die Arme liegen seitlich am Körper.

Ablauf: Heben Sie das Becken leicht an und spannen Sie dabei die Pomuskeln an. Beschreiben Sie nun mit dem Becken kleine Kreise nach rechts. Wechseln Sie die Bewegungsrichtung.

Beckenlift mit gestrecktem Bein

Ausgangsposition: Rückenlage, die Füße etwa hüftbreit aufgestellt, die Arme liegen seitlich am Körper.

Ablauf: Heben Sie das Becken leicht an und spannen Sie die Pomuskeln an. Strecken Sie ein Bein bis auf die Höhe des anderen Knies nach vorn. Heben und senken Sie das Bein im Wechsel mit nur kleiner Bewegungsamplitude. Wechseln Sie anschließend die Seite.

Bodylift aus dem Langsitz

Ausgangsposition: Langsitz, Oberkörper auf den Ellbogen abgestützt – die Oberarme senkrecht unter dem jeweiligen Schultergelenk, die Hände sind zu Fäusten geschlossen.

Ablauf: Spannen Sie Rücken- und Pomuskeln an und heben Sie das Becken an, bis Ihr Körper völlig gestreckt ist und er nur noch auf dem Ellbogen und Fersen ruht.
Variation: Heben Sie noch zusätzlich ein Bein gestreckt etwa schulterhoch.

TIPP

Beckenstellung im Auge behalten

Lassen Sie das Becken nicht absinken oder seitlich wegkippen.

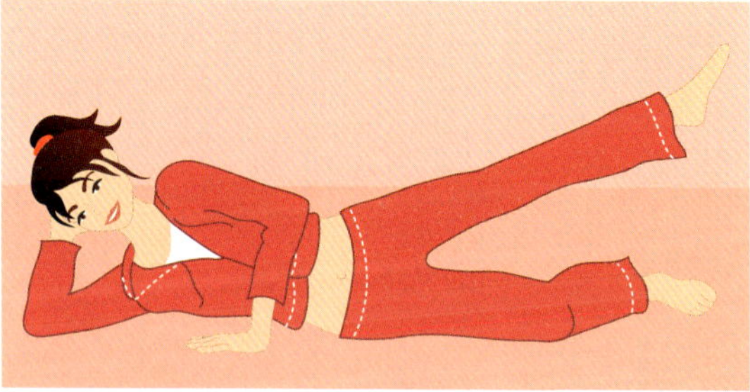

Brücke aus der Rückenlage

Ausgangsposition: Rückenlage, Füße etwa hüftbreit aufgestellt, die Arme liegen seitlich am Körper.
Ablauf: Ziehen Sie das rechte Bein leicht zum Oberkörper und legen Sie die Handinnenfläche des gestreckten Armes der gleichen Seite auf das Knie. Der andere Arm bleibt dabei seitlich neben dem Körper liegen. Heben Sie jetzt das Becken an, bis sich das Knie des stützenden Beines (das linke), das Becken und die Schulter auf einer Linie befinden. Durch das Aneinanderdrücken von Hand und Knie der Gegenseite wird die Übung dann noch zusätzlich erschwert.

TIPP

Nicht zu viel auf einmal wollen

Für diese Übung ist Kraft und Koordination vonnöten. Wenn Sie noch nicht so weit sind, dann weichen Sie einfach vorerst noch auf eine etwas leichtere Übung aus.

Ein-Bein-Lift aus der Bauchlage

Ausgangsposition: Bauchlage, die Arme in U-Haltung, der Kopf ist leicht angehoben mit Blick zum Boden, Füße etwa hüftbreit auf dem Boden.
Ablauf: Spannen Sie Bauch-, Bein- und Pomuskeln etwas an, um sich und Ihre Wirbelsäule zu stabilisieren. Heben Sie nun ein Bein so weit vom Boden an, dass das Becken noch Kontakt zum Boden halten kann. Halten Sie diese Position einige Sekunden, dann können Sie schon fast wieder ablegen. Wechseln Sie anschließend die Seite.
Variation: Üben Sie immer mit nur kleinen Auf- und Abwärtsbewegungen und konzentrieren Sie sich dabei ganz auf die Körperspannung.

Zwei-Bein-Lift aus der Bauchlage

Durch Spannung wird die Wirbelsäule stabilisiert.

Ausgangsposition: Bauchlage, die Arme in U-Haltung, der Kopf ist leicht angehoben mit Blick zum Boden, Füße etwa hüftbreit auf dem Boden liegend (auf den Spann oder auch auf die Fußspitze aufgestellt).

Ablauf: Spannen Sie Bauch-, Bein- und Pomuskeln etwas an, um sich und Ihre Wirbelsäule zu stabilisieren. Heben Sie dann beide Beine gleichzeitig vom Boden ab. Trainieren Sie immer ohne Schwung!

Variation: Verändern Sie die Beinhaltung! Möglichkeiten: im Kniegelenk gebeugt, gestreckt, geschlossen oder auch leicht gegrätscht.

Schere aus der Bauchlage

Ausgangsposition: Bauchlage, die Arme in U-Haltung, der Kopf ist leicht angehoben mit Blick zum Boden, Füße etwa hüftbreit auf dem Boden liegend (auf den Spann oder auch auf die Fußspitze aufgestellt).

Ablauf: Öffnen und schließen Sie die Beine und spannen Sie dabei bewusst die Pomuskeln an.

Beinlift am Stuhl aus dem Stand

Ausgangsposition: Stand hinter der Rückenlehne eines Stuhles, Füße hüftbreit geöffnet, die Unterarme auf der Stuhl-Rückenlehne abgestützt, sodass der Oberkörper deutlich vorgebeugt ist. Halten Sie den Rücken gerade, der Kopf liegt in Verlängerung der Wirbelsäule und bildet mit ihr eine Linie.

Oberschenkel und Rumpf bilden eine Linie.

Ablauf: Heben Sie das gebeugte rechte Bein so weit nach hinten oben, dass Oberschenkel und Rumpf etwa eine Linie bilden. Halten Sie die Endposition für fünf Sekunden, dann senken Sie das Bein langsam wieder. Wechseln Sie anschließend die Seite.

Beckenlift am Stuhl aus der Rückenlage

Ausgangsposition: Rückenlage vor dem Stuhl, Unterschenkel auf der Sitzfläche abgelegt, Arme liegen seitlich am Körper.

Ablauf: Spannen Sie Po- und Bauchmuskeln etwas an. Heben Sie nun das Becken langsam vom Boden und senken Sie es wieder ab, allerdings nicht ganz bis zum Boden, sodass die Muskeln angespannt bleiben.

TIPP

Fantasiearbeit

Schaffen Sie mit Gummiband, Fahrradschlauch oder Gewichtsmanschetten, die um die Füße getragen werden, höhere Widerstände. Wasserflaschen können Hanteln ersetzen, mit der eingefüllten Menge Wasser können Sie selbst bestimmen, wie schwer Ihr Zusatzgewicht sein soll.

Variation: Zur Verstärkung der Trainingswirkung können Sie ein Bein zusätzlich senkrecht nach oben strecken. Dies führt dazu, dass die Pomuskeln noch stärker arbeiten müssen.

Po-Übungen mit dem Gymnastikband

Kniebeugen

Ausgangsposition: Grätschstand mit leicht gebeugten Beinen, die Knie stehen exakt über den leicht nach außen zeigenden Fußspitzen, das etwa auf Unterschenkellänge zusammengeknotete Gymnastikband wird um beide Knie gelegt, die Hände werden auf den Hüften abgestützt.

Ablauf: Beugen und strecken Sie im Wechsel Ihre Knie. Halten Sie das Band dabei auf Spannung. Verharren Sie einen Moment in der tiefsten Position – auf keinen Fall dürfen Sie die Knie aber weiter als 90 Grad beugen. Dann strecken Sie langsam die Beine wieder, dabei sollten Sie kurz vor der Streckung ein Bein nach hinten abheben und wieder zur Streckung aufsetzen. Beide Seiten üben.

Das Band bleibt gespannt.

Variation: Beugen Sie die Knie und heben Sie in der Streckung das rechte Bein. Setzen Sie es wieder auf, beugen Sie erneut beide Beine, heben Sie dann das linke Bein und fahren Sie so im steten Wechsel fort.

Beckenlift

Ausgangsposition: Rückenlage, die Beine ca. 20 bis 30 Zentimeter vom Po entfernt aufgestellt, das Gymnastikband quer über die Beckenknochen gelegt, die Bandenden werden mit den Händen seitlich vom Körper am Boden fixiert.

Ablauf: Heben Sie das Becken gegen den Widerstand des Bandes langsam vom Boden, das Becken wieder senken, aber nicht ganz wieder ablegen.

TIPP

Potraining – alles richtig gemacht?

- *Sie erinnern sich an die Beckenmittelstellung? Bei fast allen Po-Übungen ist es unabdingbar, das Becken gut unter Kontrolle zu halten. Nicht ausweichen und nicht ins Hohlkreuz fallen, halten Sie Ihr Becken stets stabil. Spannen Sie dazu neben der Po- auch die Bauchmuskulatur an.*
- *Üben Sie bitte nicht mit der Brechstange! Vermeiden Sie starke Schwungbewegungen bei allen Beinlifts nach hinten oben. Bewusstes Heben ist gefragt und kein Hauruck-Schwingen. Sie könnten sonst Schäden an der Wirbelsäule davontragen!*

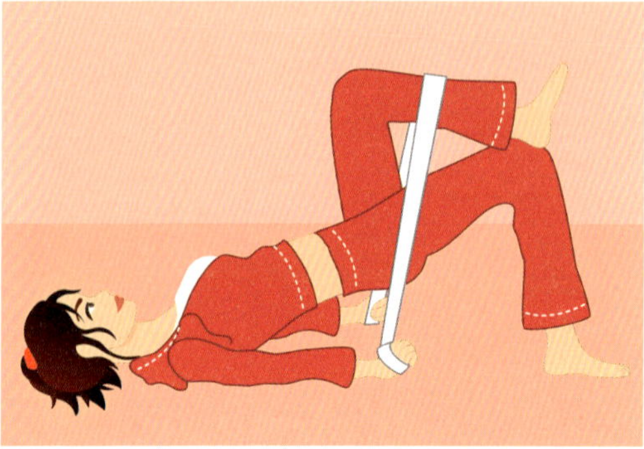

Beckenlift mit angewinkeltem Bein
Ausgangsposition: Rückenlage, die Beine ca. 20 bis 30 Zentimeter vom Po entfernt aufgestellt, der rechte Fuß wird mit der Ferse auf dem linken Knie aufgesetzt, das Gymnastikband über das rechte Knie gespannt, mit den Händen seitlich vom Körper am Boden fixiert.
Ablauf: Heben und senken Sie das Becken gegen den Widerstand des Bandes, ohne dieses zu lockern. Dabei das Becken nicht mehr ganz auf den Boden absenken, Bauch- und Pomuskeln sind dabei gleichermaßen angespannt.

TIPP

Nicht über die Grenze hinaus heben

Heben Sie das Becken nicht höher als in die Waagerechte, damit Sie nicht in eine Hohlkreuzhaltung geraten. Üben Sie beide Seiten.

Po-Übung aus der Bankstellung
Ausgangsposition: Das Gymnastikband um die linke Fußsohle gelegt, beide Enden in der rechten Hand.
Ablauf: Nehmen Sie die Bankstellung ein und stützen Sie sich auf die Unterarme. Strecken Sie dann gegen den Widerstand des Gymnastikbandes das linke Bein waagerecht nach hinten – heben Sie die Ferse nicht höher als den Po. Wechseln Sie die Seiten und üben Sie mit dem anderen Bein.
Variation: Eine Stufe schwieriger – versuchen Sie, das linke Bein und den rechten Arm gleichzeitig zu strecken.

TIPP

Haltungsfehler vermeiden

Vermeiden Sie unbedingt eine Hohlkreuzhaltung, bzw. nehmen Sie den Kopf nicht in den Nacken. Von der Ferse bis zur Hand soll sich eine ansteigende Linie ergeben.

Beinrückheben aus dem Stand
Ausgangsposition: Stand mit leicht gebeugten Beinen, Füße etwa hüftbreit geöffnet, das zur Schlaufe geknotete Gymnastikband um die Fußknöchel gelegt, die Hände auf den Hüften gestützt.

Ablauf: Schieben Sie die rechte Ferse am Boden entlang gerade nach hinten, bis sich der Fuß automatisch ein wenig vom Boden löst und das Band gespannt ist. Halten Sie diese Position einen kurzen Moment, bewegen Sie dann die Ferse zwei Zentimeter nach hinten oben. Üben Sie beide Seiten.

TIPP

Wenn Beckenknochen oder Busen sich beschweren

Für alle Übungen, die in der Bauchlage geübt werden, gibt es einen einfachen Kniff, sie etwas angenehmer zu gestalten. Denn manch einer empfindet den Druck, der auf die „spitzen" Beckenknochen und/oder das Schambein einwirkt, mehr als unangenehm, und viele, die ein paar Pfunde mehr mit sich tragen, haben Atemprobleme.
Die Lösung: Legen Sie sich eine kleine Handtuchrolle unters Becken! Alle Frauen, denen die Natur etwas mehr Oberweite mitgegeben hat, legen sich die Handtuchrolle unter den Brustkorb – und schon wird das Üben auch für sie deutlich angenehmer.

Lift aus dem Stand

Ausgangsposition: Stand mit leicht gebeugten Beinen, Füße etwa hüftbreit geöffnet, das zur Schlaufe geknotete Gymnastikband um die Fußknöchel gelegt, die Hände auf die Hüften gestützt.
Ablauf: Geben Sie etwas Spannung auf das Gymnastikband. Winkeln Sie dann das rechte Bein in Richtung Po an und bewegen Sie die Ferse nur wenige Zentimeter auf und ab. Wechseln Sie die Seite.

TIPP

Aufgepasst!

Das Becken darf nicht ins Hohlkreuz kippen – richten Sie es auf. Zum Schutz des Rückens einfach die beiden Sitzhöcker zum Boden ziehen.

Po-Übung aus der Bauchlage

Ausgangsposition: Bauchlage, Arme in U-Haltung, Kopf leicht angehoben mit Blick zum Boden, Füße etwa hüftbreit auf dem Boden liegend (auf den Spann oder auch auf die Fußspitze gestellt), das zur Schlaufe geknotete Gymnastikband um die Fußknöchel gelegt.
Ablauf: Spannen Sie das Gymnastikband, indem Sie die gestreckten Beine etwas spreizen. Heben Sie nun die Beine leicht vom Boden ab. Es reichen bereits wenige Zentimeter. Halten Sie das Band dabei ständig unter Spannung. Senken Sie die Beine langsam wieder ab.

TIPP

So geht's besser:

Legen Sie ein zusammengerolltes Handtuch unter das Becken.

Po-Übung aus dem Sitz

Ausgangsposition: Sitz auf dem Stuhl, das Gymnastikband ist zwischen den Händen gespannt.

Ablauf: Strecken Sie die Arme nach oben, das Gymnastikband bleibt gespannt. Verlagern Sie das Körpergewicht auf die Füße und tun Sie jetzt so, als ob Sie aufstehen wollten. Stoppen Sie die Bewegung dann, wenn Ihr Po gut zwei Handbreit über der Sitzfläche schwebt. Verharren Sie in dieser Position etwa fünf Sekunden, senken Sie fast wieder bis zum Sitz ab und wiederholen Sie dieses Auf und Ab etwa achtmal.

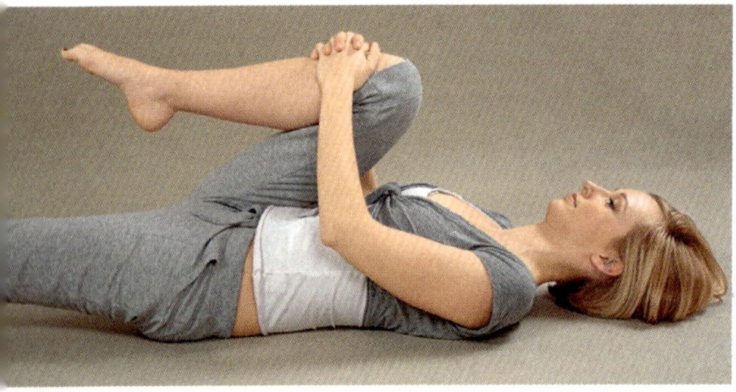

Das Dehnen nicht vergessen

An die Pomuskulatur allein lässt sich nur sehr schlecht herankommen, ganz besonders, wenn es darum geht, sie zu dehnen. Wundern Sie sich daher nicht, hier einige Dehnübungen vorzufinden, bei denen Sie sicherlich bemerken, dass neben dem Po auch Teile der Oberschenkelmuskulatur oder der tiefen, unteren Rückenmuskeln gedehnt werden. Da wir bei den Kräftigungsübungen jedoch oft ebenso zumindest die tiefe Rückenmuskulatur mit beanspruchen, ist es wünschenswert, auch diese im Anschluss zu stretchen.

„Paket" in der Rückenlage

Ausgangsposition: Rückenlage, Füße aufgestellt.

Ablauf: Fassen Sie mit beiden Händen die Oberschenkel oberhalb der Kniekehlen und ziehen Sie die Beine eng an den Körper. Rücken und Schultern bleiben auf dem Boden. Die Knie sind leicht geöffnet und weisen in Richtung Schulter.

„Paket" – crossover

Ausgangsposition: Rückenlage, die Füße sind aufgestellt.

Überkreuzen Sie Ihre Beine.

Ablauf: Ziehen Sie wie in der Übung „Paket in der Rückenlage" die Beine zum Körper, jetzt sind Ihre Beine allerdings dabei überkreuzt (übereinandergeschlagen). Die Dehnung ist jeweils auf der Seite des Beines, welches dem Körper am nächsten ist, am stärksten. Dehnen Sie beide Seiten.

Podehnung aus der Rückenlage – diagonal

Ausgangsposition: Rückenlage, ein Bein gestreckt, das andere, gebeugte Bein mit der gegenüberliegenden Hand am Knie umfasst.

Ablauf: Ziehen Sie das Knie des gebeugten Beines mit der Hand des gegenüberliegenden Arms diagonal zur Schulter. Den anderen Arm legen Sie gestreckt zur Seite.

> **TIPP**
>
> **Die andere Seite nicht vernachlässigen**
>
> *Drücken Sie das gestreckte Bein aktiv gegen den Boden. Dehnen Sie bei dieser Übung beide Seiten.*

Dehnung der tiefen Rücken- und von Teilen der Pomuskulatur

Ausgangsposition: Rückenlage, Füße aufgestellt, Arme seitlich vom Körper in Schulterhöhe gestreckt.

Ablauf: Legen Sie die geschlossenen Beine im Wechsel nach rechts und links. Die Schulterblätter halten dabei Kontakt zum Boden, Knie und Fersen bleiben geschlossen.

Podehnung aus dem Langsitz – crossover

Ausgangsposition: Langsitz, das linke Bein gestreckt, den rechten Fuß neben das Knie des gestreckten Beines überkreuz gestellt, die rechte Hand stützt dicht hinter dem Körper auf dem Boden ab.

Ablauf: Legen Sie den linken Ellbogen an die Außenseite des rechten Beines, drücken Sie dann das rechte Bein nach links und drehen Sie dabei gleichzeitig den Oberkörper zur Gegenseite.

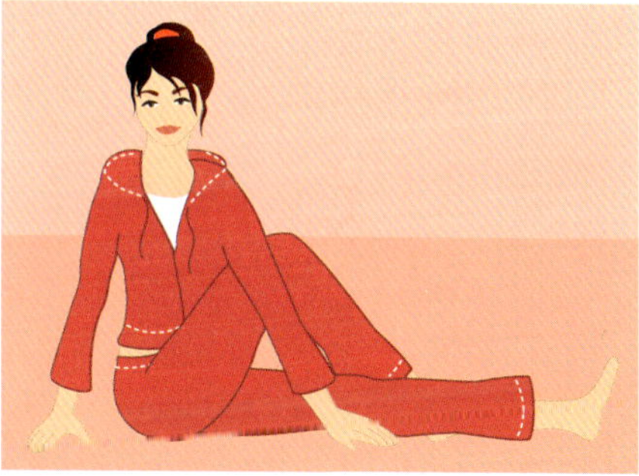

> **TIPP**
>
> **Beide Seiten sind gleichberechtigt**
>
> *Halten Sie den Rücken unbedingt gerade. Dehnen Sie beide Seiten.*

Podehnung aus der Rückenlage – intensiv

Ausgangsposition: Rückenlage, der rechte Fuß wird auf den linken Oberschenkel gelegt.

Ablauf: Ziehen Sie beide Beine zum Oberkörper. Fassen Sie nun mit beiden Händen den linken Oberschenkel und ziehen ihn zum Körper heran.

Podehnung aus dem Langsitz – Schieber

Ausgangsposition: Langsitz, Hände stützen den Körper direkt hinter dem Po auf dem Boden ab, rechter Fuß auf den linken Oberschenkel gelegt, das linke, gestreckte Bein wird ganz leicht im Kniegelenk gebeugt.

Ablauf: Schieben Sie die Brust in Richtung Ihrer Beine. Einmal in der Dehnung, können Sie diese verstärken, indem Sie die rechte Fußspitze noch zusätzlich anziehen. Dehnen Sie beide Seiten.

Verstärken Sie den Effekt.

Dehnung von Po und tiefer Rückenmuskulatur aus der Rückenlage

Ausgangsposition: Rückenlage, die Beine gestreckt, die Arme ebenfalls seitlich in Schulterhöhe gestreckt.

Ablauf: Beugen Sie das Knie des rechten Beines in einem Winkel von 90 Grad und legen Sie es über das gestreckte linke Bein. Je nach Dehnfähigkeit wird das rechte Knie den Boden fast berühren können. Der Oberkörper und die Arme halten Kontakt zum Boden. Dehnen Sie beide Seiten.

Podehnung aus dem Stand

Ausgangsposition: Stand, die Hände stützen auf dem linken Oberschenkel ab, rechter Fuß auf den linken Oberschenkel gelegt, das rechte Knie zeigt hierbei nach außen.

Ablauf: Beugen Sie nun das Standbein und führen Sie den Oberkörper langsam und kontrolliert vornüber nach unten. Dehnen Sie beide Seiten. Halten Sie dabei den Rücken gerade.

Dehnung der Hüftbeugemuskulatur

Zum großen Komplex der Po- und Hüftmuskulatur zählen u.a. die Hüftbeugemuskeln. Bei sicherlich 90 Prozent aller Leser dürften diese verkürzt sein, sie haben regelmäßiges Dehnen also unbedingt nötig. Streuen Sie daher in Ihren Trainingsplan immer wieder einmal Dehnübungen für die Hüftbeuger ein. Diese Muskeln sind für alle Hüftbeugebewegungen, z.B. beim Aufrichten aus der Rückenlage zum aufrechten Sitzen, zuständig.

Bei jeder Hüftbeugung wird jedoch die Lendenwirbelsäule überstreckt. Um dies zu verhindern, müssen die Hüftbeugemuskeln folgerichtig gedehnt werden. Leicht nachzuvollziehen dürfte sein, dass unsere vorzugsweise sitzende Tätigkeit im Beruf oder auch in der Freizeit diese Verkürzung nur noch schlimmer macht.

Einem Überstrecken der Lendenwirbelsäule wird vorgebeugt.

Weite Schrittstellung

Ausgangsposition: Stand.

Ablauf: Machen Sie einen weiten Ausfallschritt nach vorn und stützen Sie Ihren Oberkörper mit den Händen auf dem Oberschenkel des vorderen

Beines ab. Strecken Sie bewusst die Hüfte, der Rücken ist gerade (Beckenmittelstellung einnehmen), das Knie des hinteren Beines darf den Boden bei dieser Dehnübung gern berühren.

TIPP

Haltung des Knies überprüfen

Das Knie des vorderen Beines nicht über die Fußspitze hinausschieben! Dehnen Sie beide Seiten.

Dehnung aus der Seitlage

Ausgangsposition: Seitlage, beide Beine angewinkelt, die Hand des oberen Armes greift den Spann bzw. das Sprunggelenk des oberen Beines, die Hand des unteren Armes umfasst das Kniegelenk des unteren Beines.
Ablauf: Ziehen Sie den Fuß des oberen Beines langsam und sanft zum Po. Beide Seiten üben.

Dehnen Sie auch hier beide Seiten!

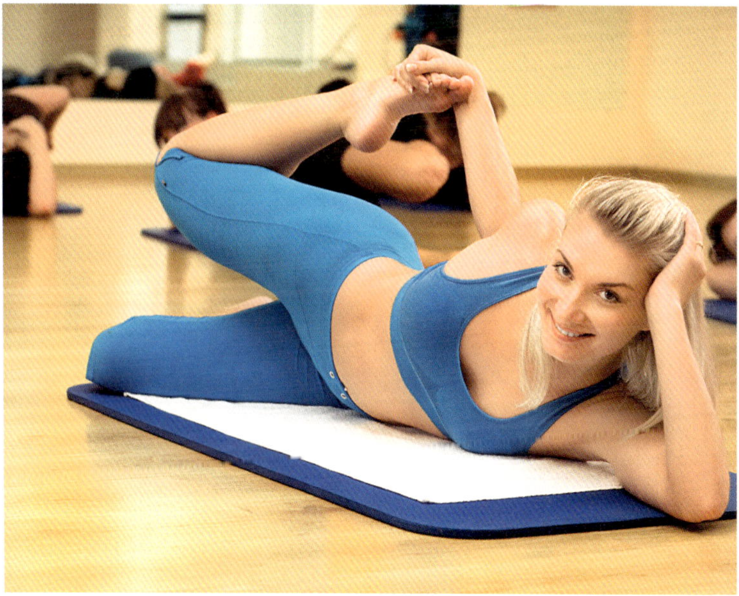

TIPP

Kein Hohlkreuz

Vermeiden Sie dabei eine Hohlkreuzhaltung. Achten Sie darauf, dass das Knie des zu dehnenden Beines nicht nach oben, sondern vielmehr stets nach hinten gezogen wird.

Damit das Wunder von Dauer ist

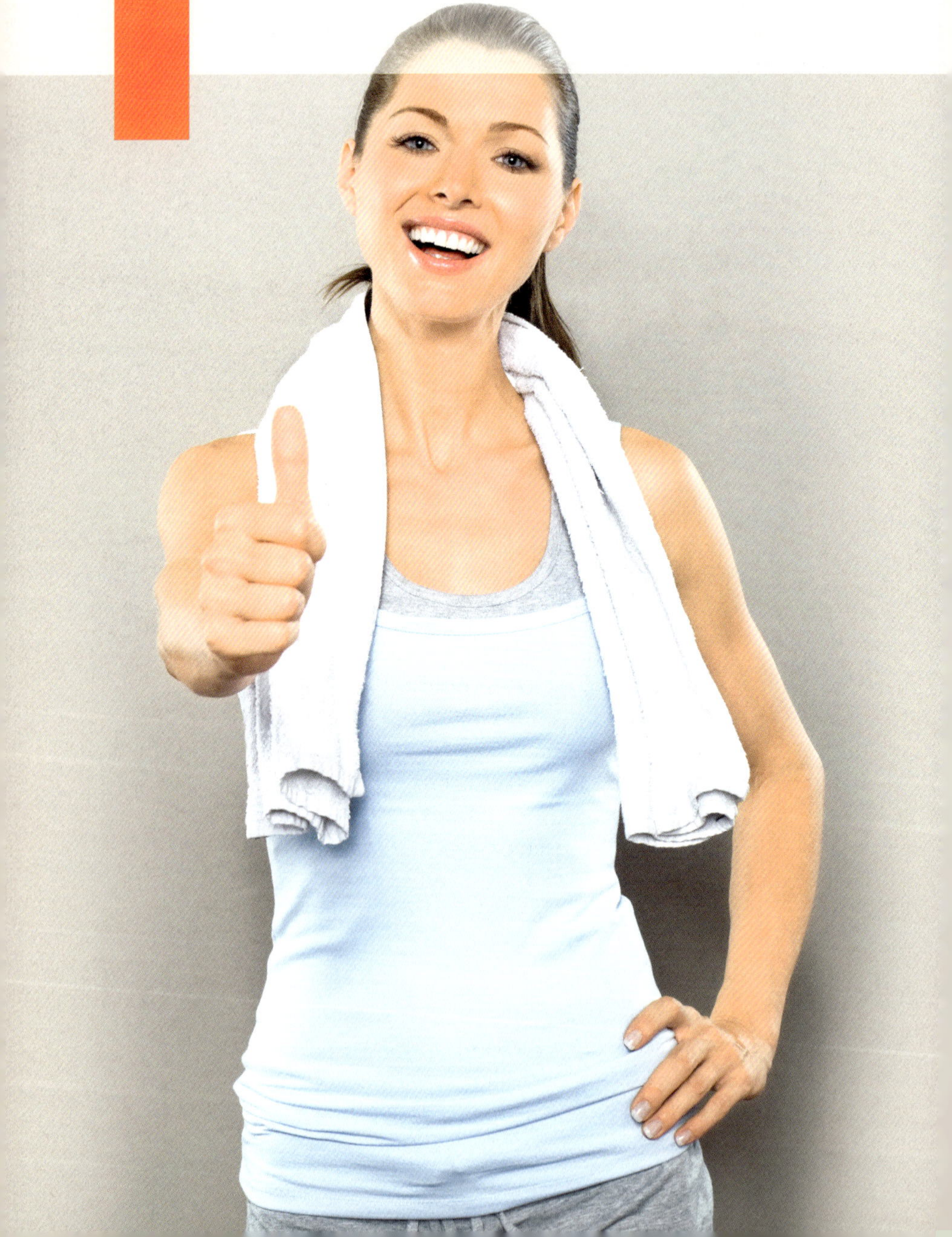

Rundum fit durch Ausdauertraining

Haben Sie sich einmal für ein Leben mit mehr Bewegung entschlossen, seien Sie ausdauernd und bleiben Sie hartnäckig. Fitness und Wohlbefinden werden der Lohn sein. Zu einem ausgeklügelten Figurtraining gehören nicht nur Kräftigungsübungen. Das komplette Rundum-Wohlfühl-Paket hat noch mehr zu bieten. Damit die Fettpölsterchen dauerhaft schmelzen und die Topform hält, halten Sie sich an diese Ratschläge:

- Treiben Sie Ausdauersport – Jogging, Radfahren, Schwimmen, Walken, Inlineskating oder Nordic Walking ergänzen Ihr Figurtraining optimal.
- Du bist, was du isst? – Aber ja! Diäten müssen nicht sein, wenn Sie Ihre Ernährung entsprechend zusammenstellen. Das Richtige essen und trinken, darauf kommt es an.
- Pflege von Kopf bis Fuß. – Haben Sie fleißig trainiert? Dann tun Sie auch ab und zu ruhigen Gewissens etwas Gutes für Ihren Körper und Ihre Seele.

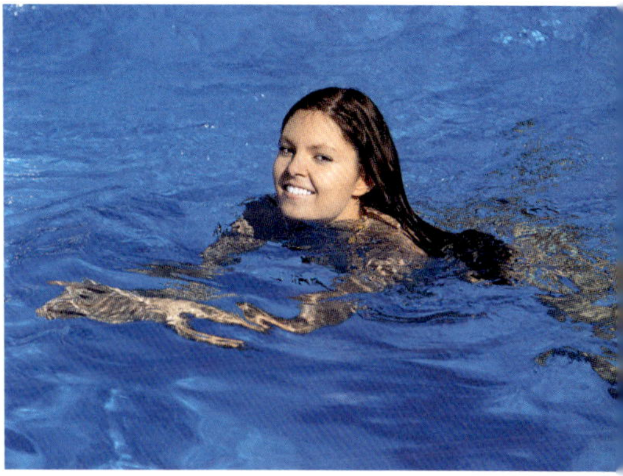

Sportwissenschaftler bezeichnen mit dem Begriff Ausdauer die Fähigkeit, eine muskuläre Leistung über einen möglichst langen Zeitraum hinweg zu erbringen, ohne dabei zu ermüden. Um das zu erreichen, müssen sich das gesamte Herz-Kreislauf-System, der Energiestoffwechsel der Muskeln, aber auch die Lunge dieser ungewohnten Belastung anpassen. Funktionieren kann das nur durch ein ebenso konsequentes wie regelmäßiges Training.
Der Nebeneffekt: Durch ein Ausdauertraining lernt Ihr Körper, sich nach Belastungen schneller zu regenerieren. Das macht sich übrigens auch im Alltag positiv bemerkbar. Stress im Beruf kann Ihnen weniger anhaben, bzw. Sie erholen sich wesentlich schneller. Mit einem Ausdauertraining legen Sie auch die Basis für Ihr Figurtraining. Wenn Sie sich dann noch innerhalb Ihres persönlichen Trainingspulsbereiches belasten, haben Fettpölsterchen in Zukunft keine Chance mehr. Welche Sportarten eignen sich besonders als Fettkiller?

Der Körper erholt sich nach Belastungen schneller.

Laufen – Doping für Körper und Seele

„Ein Vogel fliegt, ein Fisch schwimmt, der Mensch läuft." Treffender als der ehemalige tschechische Weltklasseläufer Emil Zatopek (1922–2000) kann man es einfach nicht formulieren. Laufen ist die natürlichste und meist auch die gesündeste Fortbewegungsart die wir Menschen nutzen.

Muskelkater

Bei Muskelkater steigt das Druckempfinden.

Sicher kennen Sie es auch: Frühestens wenige Stunden, meist jedoch erst ein bis zwei Tage nach dem Sport schmerzen die Muskeln. Sie sind hart, können nur noch wenig beansprucht werden und man ist empfindlich gegenüber jeglichem Druck, der auf die beanspruchten Stellen ausgeübt wird. Ganz klar: Sie haben Muskelkater!

Ursachen und Auslöser

Früher wurde noch angenommen, dass Muskelkater durch eine Übersäuerung der Muskeln ausgelöst wird. Heute sind sich Forscher einig, dass bei der Überbeanspruchung der Muskeln beim Sport Wasser durch feine Risse in Muskelfasern eindringen kann. Die Wasseransammlungen lassen die Muskelfasern anschwellen, der darauffolgende Dehnungsschmerz wird dann als Muskelkater wahrgenommen.

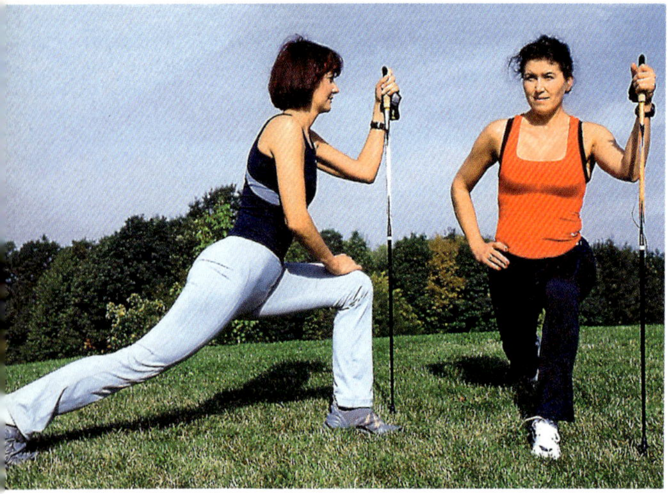

Vorbeugung

Grundsätzlich lässt sich sagen, dass Muskelkater besonders dann auftritt, wenn man länger keinen Sport getrieben hat, da die Bewegung dann eine ungewohnte Belastung für die Muskeln darstellt. Sie sollten sich vor dem Sport unbedingt dehnen und sich gründlich aufwärmen. Zu Beginn sollten Sie größere Bewegungsausschläge, z.B. dauerhaftes Abbremsen, vermeiden.

Was tun bei Muskelkater?

Massage, Wärmebehandlung oder passives Dehnen helfen bei akuten Schmerzen. Zu empfehlen sind daher z.B. ein Besuch in der Sauna oder ein Wohlfühlbad in warmem Wasser. Ein Geheimtipp ist eine magnesiumreiche Ernährung mindestens einige Tage vor dem sportlichen Einsatz. Medikamente sind nach wie vor nicht immer besonders wirksam bzw. lassen die Schmerzen auch nicht vollständig verschwinden. Am einfachsten ist es wohl, den Muskelkater einfach „abzusitzen", bis nach maximal einer Woche alles vorbei ist. Bei regelmäßigem Training lässt i.d.R. auch die Häufigkeit von Muskelkater nach.

Ein Medikament mit all den positiven Wirkungen und Effekten, wie sie das Laufen verursacht, wäre entweder kaum zu bezahlen oder der Kassenschlager schlechthin. Laufen verbessert so ziemlich alle Herz-Kreislauf-Komponenten, es macht dem Stoffwechsel Dampf, stärkt das Immunsystem, verbessert die Stressbewältigung und steigert das Wohlbefinden. Und das Beste: Laufen kann fast jeder, und laufen kann man überall.

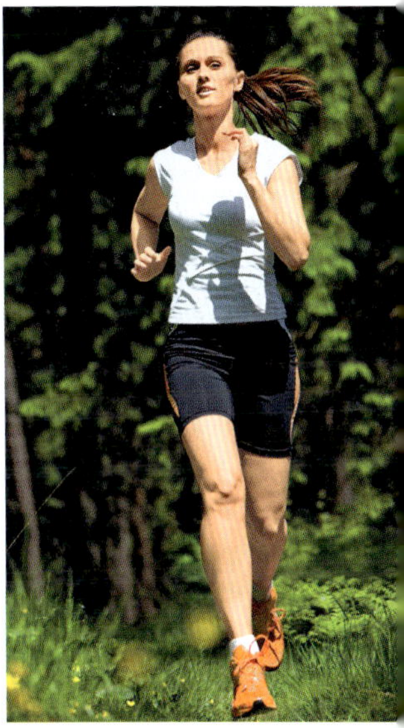

Eine Gebrauchsanweisung für das Laufen?

Ist das nötig, fragen Sie vielleicht? Laufen kann doch jeder! Mancher Erwachsene hat allerdings erfahrungsgemäß das Laufen regelrecht verlernt. Daher nun einige Ratschläge:

- Wählen Sie die eigene Schrittlänge nicht zu groß. Setzen Sie Ihren Fuß am besten etwas vor dem Körperschwerpunkt parallel zur Laufrichtung auf.
- Laufen Sie im Gelände oder im Wald auch ab und zu querfeldein – dann sind Sie gezwungen, Ihre Schrittlänge zu variieren.
- Für lange Strecken, also auch für das Ausdauertraining, haben sich der Mittelfuß- und der Fersenlauf bewährt. Sprinter benutzen meist den Vorfußlauf.
- Schwingen Sie die Arme beim Laufen locker, parallel zum Körper, gegengleich mit. Vermeiden Sie, mit dem ganzen Oberkörper „mitzurudern".
- Die Atmung ist ein natürlicher und automatischer Vorgang. Ihren Atemrhythmus müssen Sie nicht verändern, versuchen Sie lediglich, bei ruhigem Tempo durch die Nase ein- und durch den Mund auszuatmen.
- Wenn Sie sich beim Laufen mit Ihrem Laufpartner theoretisch noch unterhalten können, haben Sie das richtige Tempo gewählt. Kontrollieren Sie zwischendurch Ihren Pulswert.

TIPP

Laufschuhkauf

- *Kaufen Sie Ihren Laufschuh abends. Das hat den Vorteil, dass die Füße durch die Belastungen des Tages leicht angeschwollen sind und Sie so weniger Gefahr laufen, einen zu engen Schuh zu wählen.*
- *Kaufen Sie Ihre Laufschuhe etwa eine Nummer größer, damit Ihre Füße auch immer genügend Platz für die Greif- und Abrollbewegungen beim Laufen haben.*
- *„Joggen" Sie bei der Anprobe durchs Geschäft und tragen Sie die Socken, die Sie normalerweise auch beim Laufen anhaben.*

Wie trainieren?

Für Untrainierte ist ein Check beim Arzt empfehlenswert.

Über 80 Prozent aller Freizeitjogger laufen zu schnell. Beginnen Sie langsam und steigern Sie sich erst allmählich. Neben der Pulsfrequenz ist auch die Atmung eine gute Hilfe für die Belastungskontrolle. Sind Sie völlig untrainiert, sollten Sie auf jeden Fall vorher erst einmal einen Gesundheitscheck beim Arzt machen und sich von ihm das O.K. geben lassen. Ist alles im „grünen Bereich", kann es losgehen.

Suchen Sie sich eine flache, ebene Strecke. Asphaltwege sind übrigens besser als ihr Ruf – vorausgesetzt, Sie haben entsprechendes Schuhwerk an den Füßen. Setzen Sie sich realistische Ziele. Laufen Sie lieber eine kleine Runde zweimal, als dass Sie sich gleich an eine unabsehbare, viel zu lange Strecke wagen. Das würde Sie nur demotivieren. Als Alternative oder Zusatzprogramm zu Ihrem Bauch-Beine-Po-Training sollte zwei- bis dreimal in der Woche gemütliches Joggen ausreichen.

Beginnen Sie mit 15- bis 20-minütigen Einheiten und steigern Sie diese, bis Sie problemlos eine halbe Stunde laufen können. Wenn Sie dann noch länger laufen möchten, steigern Sie sich in den folgenden Tagen nach und nach auf etwa eine Stunde.

TIPP

Laufen im Atemrhythmus

Für das richtige Tempo gibt es eine einfache Faustformel: Acht Schritte pro Atemzyklus (alle vier Schritte ein-, alle vier Schritte ausatmen), ohne jedoch die Atmung krampfhaft den Laufschritten anpassen zu wollen. Brauchen Sie weniger oder aber auch mehr Schritte, ist dies gleichfalls in Ordnung. Der Trick besteht in der Gleichmäßigkeit.

Mäßig, aber regelmäßig

Regelmäßiges Training ist effektiver als übermäßiges.

Für viele ist die Fettverbrennung – das Fatburning – die Hauptmotivation, überhaupt mit einem Ausdauertraining zu beginnen. Um den Fettstoffwechsel anzukurbeln, darf es jedoch nicht zu schnell gehen, da Sie sonst in einen Bereich gelangen, in dem der Körper die Fette dann sozusagen links liegen lässt. Belasten Sie ihn noch höher, oder sind die Energiespeicher Kohlenhydrate und Fette ausgeschöpft, geht der Körper an das eigene Eiweiß aus der Muskelmasse.

Spätestens hier sprechen Fachleute vom Zustand des Übertrainings. Das bedeutet: Dosieren Sie die Belastung nicht zu hoch, trainieren Sie dafür regelmäßig, aber moderat. Die Richtschnur sollte wieder Ihr persönlicher Trainingspulswert (s. auch nachfolgende Tabelle) sein.

TIPP

So bestimmen Sie Ihren optimalen Trainingswert für das Fatburning

Diese Formel wurde von Prof. Dr. Dieter Lagerström von der Deutschen Sporthochschule Köln entwickelt.

Laufen / Walking / Nordic Walking	untrainiert	mäßig trainiert	ausdauer-trainiert	Leistungs-sport
Ruhepuls + (220 – 3/4 Alter – Ruhepuls) x	0,6 Faktor	0,65 Faktor	0,7 Faktor	0,75 Faktor
Schwimmen				
Ruhepuls + (220 – Alter – Ruhepuls) x vom Gesamtergebnis jeweils 95 Prozent (aufgrund der besonderen Druckverhältnisse im Wasser, die auf den Körper einwirken, muss der Trainingspulswert herabgesetzt werden)	0,6 Faktor	0,65 Faktor	0,7 Faktor	0,75 Faktor
Radfahren / Skaten				
Ruhepuls + (220 – Alter – Ruhepuls) x	0,6 Faktor	0,65 Faktor	0,7 Faktor	0,75 Faktor

- Den Ruhepuls messen Sie frühmorgens, am besten gleich nach dem Wachwerden.
- Frauen setzen anstelle des maximalen Herzfrequenzwertes von 220 bitte 226 ein.
- Achtung: Bei der Berechnung Ihrer Pulswerte müssen Sie die Punkt-vor-Strich-Regel beachten!

Walking – strammen Schrittes voran

Eine ernst zu nehmende Alternative zum Joggen bzw. Laufen ist das Walken. Besonders für all diejenigen, die Probleme mit den Gelenken haben oder zu viel an Gewicht mit sich tragen, kann das Walken die bessere Wahl sein. Walken ist im Grunde nichts anderes als technisch richtiges Gehen in flottem Tempo.

Was brauche ich zum Walken?

Vor allen Dingen benötigen Sie angemessenes Schuhwerk. Lassen Sie sich dazu im Fachhandel beraten (Tipps zum Laufschuhkauf s. S. 73).

TIPP

Laufen nach Plan für Neu- und Wiedereinsteiger

Woche	Häufigkeit	Dauer (in Minuten)
eins	zweimal	15 bis 20
zwei bis drei	zwei- bis dreimal	20
vier bis fünf	zwei- bis dreimal	25
sechs bis elf	zwei- bis dreimal	30
zwölf	dreimal	30

Inhalt (G = Gehen, L = Traben / Laufen)	**Tipps**
erste Woche: GGGLG GLGGL GGLGG (GLGGG) jeweils zehn bis 15 Minuten Gehen, Traben 30 bis 60 Sekunden	Trabtempo so langsam (!) wie möglich
zweite bis dritte Woche: GGGGG – GLGLGLGLGL – GGGGG zehn Minuten Gehen und Traben im Wechsel, je 30 bis 45 Sekunden	nicht das Tempo, sondern die Trabstrecke steigern
vierte bis fünfte Woche: GG – GLLGLLGLLGLLGLLGLLGL – GGG 20 Minuten im Wechsel Gehen (30 Sekunden) und Traben (90 bis 120 Sekunden)	eine Minute laufen sollte nun leicht funktionieren
sechste bis achte Woche: GGGLL – GLLGLLGLLGLLGLLGLLGL – LGGGG 20 Minuten im Wechsel Gehen (30 bis 45 Sekunden) und Traben (zwei bis drei Minuten)	
neunte bis elfte Woche: GGGLL – LGLLL – GLLLG – LLLGL – LLGLL – LGGGG	Läufe in ruhigem Tempo absolvieren
zwölfte Woche: GLLG – GLLG – LLLLLLLLLLL – GGLG – GGLG	Zwölf Minuten am Stück geschafft!

Ab etwa der 32. Woche sollten Sie ca. 30 Minuten am Stück laufen können.

Zwölf Punkte für die richtige Walking-Technik

1. Beginnen Sie mit einem ruhigen, gemächlichen Tempo.
2. Halten Sie den Oberkörper aufrecht, den Rücken gerade und spannen Sie die Bauchmuskeln etwas an.
3. Verkrampfen Sie nicht und lassen Sie die Schultern locker hängen.
4. Setzen Sie die Fersen bei leicht gebeugten Knien flach auf.
5. Rollen Sie über die ganze Fußsohle – mit leichter Tendenz zur Außenkante – ab.
6. Setzen Sie die Füße möglichst parallel zur Gehrichtung auf.
7. Beugen Sie bei jedem Aufsetzen des Fußes auf den Boden gleichzeitig leicht die Knie.
8. Winkeln Sie Ihre Arme an und schwingen Sie sie seitlich neben dem Körper gegengleich mit.
9. Vermeiden Sie ein „Rudern“ mit den Armen.
10. Achten Sie auf Ihre Atmung. Atmen Sie bewusst ein und aus.
11. Schauen Sie beim Walken etwa vier bis fünf Meter nach vorn vor sich auf den Boden.
12. Ihre Geschwindigkeit erhöhen Sie in erster Linie über die Schrittfrequenz (Anzahl der Schritte pro Minute) und nicht über die Schrittlänge. Denn mittelgroße, zügige Schritte belasten die Gelenke weniger als weit ausholende, langsamere Schritte (s. Tabelle S. 78).

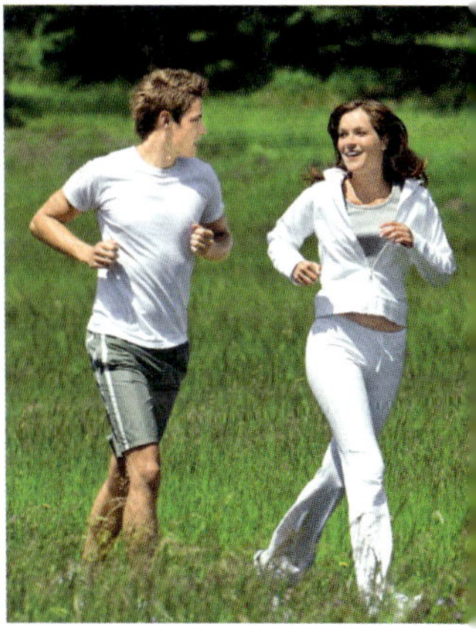

Training des Walkers

Natürlich können Sie einfach nach Lust und Laune loswalken, denn der Spaß sollte ja im Vordergrund stehen. Doch einige Grundlagen der Belastungssteuerung, mit der Sie Ihr Walking-Training optimieren können, gilt es trotz alledem zu beachten.

Ziel für Einsteiger bzw. Wiedereinsteiger ins sportliche Geschehen für den ersten Monat sollten 15 Minuten Walken am Stück sein. Steigern Sie die Belastung schrittweise. Zu Beginn reichen ein bis zwei Trainingseinheiten pro Woche, nach vier Wochen sollten Sie zwei- bis dreimal pro Woche problemlos walken können.

TIPP

Variieren Sie!

Schauen Sie sich den Trainingsplan der Jogger auf S. 76 einmal genauer an. Leicht abgeändert, können Sie diesen auch für Ihr Walking-Training verwenden. Ersetzen Sie die Laufstrecken (= L) durch Walking-Strecken und die Gehstrecken (= G) durch wirklich langsames „Spazierengehen“.

Achten Sie wieder auf Ihren Trainingspuls. Er signalisiert Ihnen sehr schnell, ob Sie in dem für Sie besten Fatburning-Bereich trainieren (s. Tabelle S. 75). Auf diese Weise wird Ihre Fitness sanft gesteigert und gefestigt. Durch den langsamen, aber stetigen Trainingsaufbau bleibt die einmal erreichte Leistungsfähigkeit wesentlich länger stabil, als wenn eine hohe Leistung in kurzer Zeit hochgepuscht wurde! Offenbar merkt sich der Körper, wie mit ihm umgegangen wird.

Für eine schonende Leistungssteigerung wird er Ihnen dankbar sein. Und da diese schonende Belastung zudem in optimaler Weise die Fettverbrennung ankurbelt, werden Fettpölsterchen mit Sicherheit bald dahinschmelzen. Und damit es nicht langweilig wird: Variieren Sie die Belastung, wechseln Sie die Streckenlänge, walken Sie Ihre Heimstrecke einfach einmal andersherum oder verändern Sie Ihre Geschwindigkeit.

TIPP

Hinweis zur Schrittfrequenz

Schritte/Minute	Art des Walkings
weniger als 100	*kein Walking*
100–110	*langsames Walking*
110–120	*flottes Walking*
120–130	*schnelles Walking*
mehr als 130	*Powerwalking*

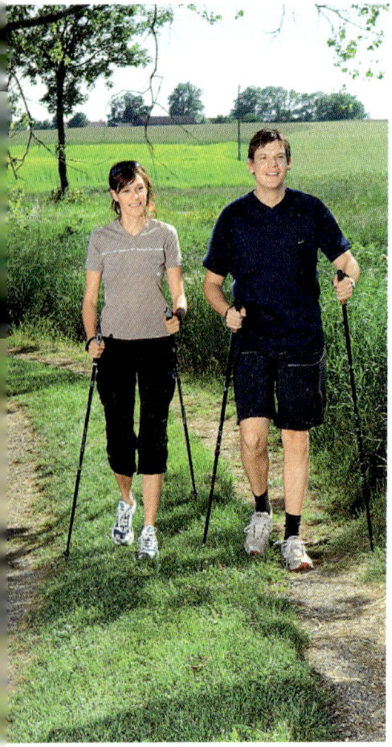

Nordic Walking – der Trend aus Finnland

Walken macht Ihnen bereits eine Menge Spaß, aber Sie suchen nach einer Abwechslung? Probieren Sie es doch einmal mit der skandinavischen, genauer, der finnischen Variante – dem Nordic Walking.

Kalorienkiller auf die sanfte Art

Nordic Walking ist aus gutem Grund so beliebt, denn Untersuchungen haben bewiesen, dass es fast doppelt so effektiv wie normales Walking ohne Stöcke und dabei deutlich gelenkschonender als Laufen ist. Die meisten empfinden übrigens das Nordic Walking nicht anstrengender als das normale Walking, aber deutlich angenehmer als Jogging.

Die Ausrüstung

Nordic Walking können Sie im Grunde in derselben Bekleidung betreiben, wie sie zum Joggen üblich ist. Vielleicht achten Sie beim Schuhwerk aber noch mehr auf exzellente Dämpfungseigenschaften im Fersenbereich, eine gute Fußführung und eine rutschfeste Sohle. Wichtigstes und typischstes Utensil sind aber die Stöcke, auch „Poles“ genannt. Fragen Sie im Fachhandel nach speziellen Walking-Stöcken. Diese federleichten Carbon-Glasfaser-Stöcke sind extrem stabil und widerstandsfähig. Wichtig ist die Stocklänge. Die günstigste Stocklänge für Nordic Walking beträgt 70 Prozent der Körpergröße.

TIPP

Bodystyling – ganz natürlich

Die gängige Meinung, dass man für einen knackigen Po, straffe Oberschenkel und eine wohl geformte Armmuskulatur täglich stundenlang in Fitnessstudios trainieren muss, wird von aktuellen Studien widerlegt. Schon ab dreimal 30 bis 60 Minuten Nordic Walking pro Woche werden deutliche Erfolge sichtbar.

Nordic Walking ist perfektes Bodystyling, vereint in einer einzigen Sportart, die auch noch richtig Spaß macht. Für „Schreibtischtäter“ ist diese sanfte Bewegungsform nicht nur der perfekte Ausgleich, sie löst zudem Verspannungen im Nacken- und Schulterbereich und stärkt den Rücken. Angenehmer Nebeneffekt: Man bekommt Naturgenuss pur – und das zu allen Jahreszeiten.

Die Technik des Nordic Walkings

Beim Nordic Walking bewegen Sie sich „diagonal“ fort. Was bedeutet das? *Schrittmuster:* Der linke Arm ist nach vorn gestreckt, Ihr Gewicht ruht auf dem linken Bein. Schwingen Sie nun das rechte Bein nach vorn, zuerst setzt die Ferse auf. Der linke Arm drückt nun den Stock nach hinten, und Ihr rechtes Bein bewegt durch den Abdruck des Fußes Ihren Körper nach vorn. Beide Fäuste führen Sie gegengleich an der Hüfte vorbei, und somit beginnt der Stockschub des linken Armes, während der rechte Arm nach vorn schwingt. Rechter Stock und linker Fuß befinden sich jetzt hinten auf gleicher Höhe, das Knie ist leicht gebeugt.

Die Armbewegung verläuft pendelartig.

Ihr Gewicht lastet nun auf dem anderen Bein und dem anderen Stock. Der Stockschub ist somit abgeschlossen. Damit Sie den hinteren Arm möglichst weit strecken können, öffnen Sie die Faust und führen den letzten Teil des Abstoßes über die Schlaufe des Stockes aus. Gleichzeitig winkeln Sie den anderen Arm leicht an und bewegen ihn nach oben. Das hintere Bein ist nun im Fußgelenk gestreckt und das vordere Bein startet die neue Schrittfrequenz.

Das Training des Nordic Walkers

Gut dosiert ist das Nordic Walking ein exzellentes Fatburner-Training. Steuern Sie die Belastung über Ihre Pulsfrequenz und ziehen Sie zur Berechnung Ihres persönlichen Trainingspulswertes wieder die Tabelle auf S. 75 zurate.

TIPP

Gewöhnungssache

Einsteiger sollten sich zunächst eingehend mit der Technik vertraut machen. Scheuen Sie sich nicht, dazu einen entsprechenden Schnupper- oder Einführungskurs zu besuchen. Volkshochschulen, Skivereine, aber auch die Fitnessabteilungen der größeren Sportvereine bieten mittlerweile solche Kurse mit unterschiedlicher Dauer und Intensität an.

Intensität: Ob Einsteiger oder Fortgeschrittener, die Intensität beim Nordic Walking hängt nicht von der Schrittgeschwindigkeit ab, sondern vom Stockeinsatz. Belastung und Geschwindigkeit bestimmen Sie einzig über die Herzfrequenz! Für das Fitnesstraining tasten Sie sich Schritt für Schritt an Einheiten von bis zu 40 Minuten Dauer heran, bei denen die konstante Herz-Kreislauf-Belastung im Vordergrund steht.

TIPP

Fortsetzung folgt

Schließen Sie nach dem Nordic Walking am besten gleich noch ein kurzes Stretchingprogramm für die Arm-, Bein- und Pomuskulatur an.

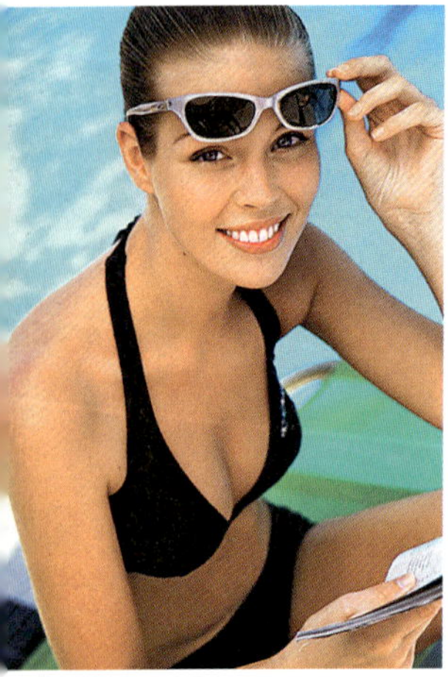

Schwimmen = Superfigur + Sport + Spaß

Schwimmen ist wie kaum eine andere Sportart geeignet, Menschen aller Altersstufen und Gewichtsklassen Entspannung, Fitness und Wohlbefinden zu schenken. Das Bahnenziehen stärkt fast alle Körperpartien gleichzeitig und ist neben dem Radfahren die gelenkschonendste Ausdauersportart – also auch etwas für Übergewichtige. Schwimmen bietet einfach ein ideales Fitness- und Figurtraining.

Pack die Badehose ein

Schwimmen lässt sich ohne großen finanziellen und materiellen Aufwand betreiben. Neben der Grundausrüstung – also Schwimmhose oder -anzug, Badeschuhen und Handtuch – brauchen Sie evtl. eine Badekappe und v. a. eine Schwimmbrille.

INFO

Warum Schwimmen so gesund ist

- *Wassertemperatur und -druck sind allein schon Trainingsreize, die zu Anpassungsvorgängen im Organismus führen. Der Kältereiz des Wassers fördert die Durchblutung und die Wärmeregulation des Körpers und verbessert die Funktionstüchtigkeit der Haut. Dazu bekommt das Gewebe durch den Wasserdruck eine leichte Massage – es wird besser durchblutet und der Stoffwechsel wird angeregt. Das rückt jeder Cellulite zu Leibe.*
- *Die Herz-Kreislauf-Tätigkeit wird durch die gleichmäßigen Bewegungen des Schwimmens positiv beeinflusst, und die Atmung gegen den Wasserdruck trainiert die Kraft der Lunge.*
- *Durch den Auftrieb des Wassers wird der Körper zum Leichtgewicht. Der Auftrieb entlastet den gesamten Stütz- und Halte-Apparat des Körpers, wodurch auch bei sonst eingeschränkten Bewegungsmöglichkeiten im Wasser ein Fitnesstraining durchführbar wird.*

Training, aber wie?

Schwimmen trainiert in erster Linie das Herz-Kreislauf-System. Die Kraft, die Sie zur Ausführung der eigentlichen Schwimmbewegung brauchen, ist bei jedem gesunden Menschen ausreichend vorhanden und muss also nicht gesondert trainiert werden. Viel wichtiger ist, dass Sie Ihre Schwimmtechnik nach und nach verbessern, um dadurch die Effektivität der Bewegungen zu verbessern und damit letztlich ausdauernder und auch schneller schwimmen zu können. Wer sich häufig in die Fluten stürzt, sollte sich für die Verbesserung seiner Technik Tipps und Hilfen vom Profi holen. Denn mit der richtigen Technik schwimmt es sich noch mal so gut.

Als Trainingsanfänger sollten Sie möglichst zweimal, besser dreimal die Woche bis zu 15 Minuten reiner Belastungszeit schwimmen, ein kurzes Ein- und Ausschwimmen nicht mitgerechnet. Mit zunehmendem Trainingsfortschritt erhöhen Sie Umfang, Intensität und Anzahl Ihrer Trainingseinheiten. Wechseln Sie die Techniken, beispielsweise zwischen Kraul- und Brustschwimmen, bzw. wechseln Sie auch einmal von der Bauch- in die Rückenlage.

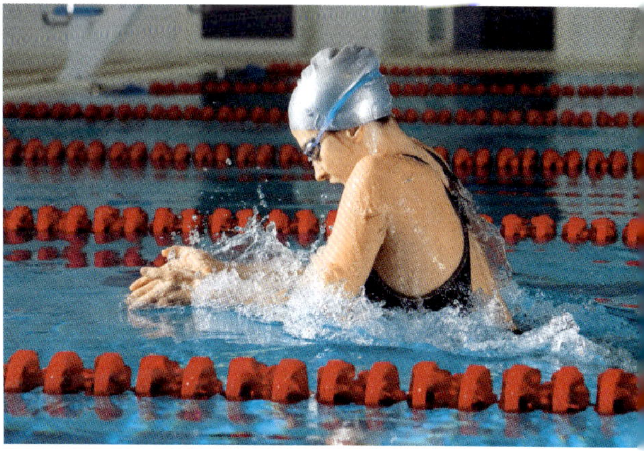

TIPP

Schwimmen nach Plan

Woche	Häufigkeit	Dauer (in Minuten)	Inhalt
eins	zwei- bis dreimal	20 bis 25	150 Meter Einschwimmen (ES) – zehn Minuten je eine Bahn Kraul- im Wechsel mit einer Bahn Brustschwimmen – 150 Meter Ausschwimmen (AS) in Ihrer Lieblingstechnik
zwei	zwei- bis dreimal	25 bis 30	150 Meter ES – 15 Minuten Kraul und Brust im Wechsel, Hin- / Rückbahn in gleicher Technik bei Bedarf mit kurzen Pausen (zehn Sekunden) – 150 Meter AS in Rückenlage
drei	zwei- bis dreimal	35 bis 40	200 Meter ES – zehn Minuten je zwei Bahnen Kraul im Wechsel mit einer Bahn Brust – vier bis acht Bahnen Beinarbeit mit Schwimmbrett, mit kurzen Pausen (zehn Sekunden) – zehn Minuten je eine Bahn Kraul im Wechsel mit zwei Bahnen Brust – 150 bis 200 Meter AS in Rückenlage
vier	zwei- bis dreimal	45	200 Meter ES – 20 bis 30 Minuten Dauerschwimmen in einer Technik – acht Bahnen Beinarbeit mit Schwimmbrett, mit kurzen Pausen (zehn Sekunden) – 150 AS beliebig

Nach diesem Trainingsprogramm sollten 30 Minuten Dauerschwimmen ohne Pausen problemlos möglich sein. Mit zunehmendem Trainingsfortschritt werden Sie während dieser halben Stunde immer mehr Bahnen schwimmen können. Achten Sie aber auch hier wieder auf Ihren Trainingspuls. Vergleichen Sie die Tabelle auf S. 75.

Auf dem Drahtesel

Kein Zweifel – Radfahren liegt im Trend, und das nun schon seit einigen Jahren. Das Rad ist in der Tat ein ideales Fitnessgerät: Bei richtiger Technik und korrekt eingestelltem Rad ist die Gelenkbelastung beim Radfahren äußerst gering – und das bei optimalen Trainingsauswirkungen auf das Herz, den Kreislauf und die Lunge.

- Radfahren ist ein Sport, den Sie auch bis ins fortgeschrittene Alter weitgehend ohne Angst vor Verschleiß und Verletzungen ausüben können.
- Radeln formt zudem ganz nebenbei hervorragend Beine und Po – auch wenn Ihre Kehrseite anfangs wahrscheinlich etwas druckempfindlich sein wird, aber das legt sich schnell.
- Radfahren ist ein exzellenter Fettkiller. So können Sie beispielsweise bei einem dreistündigen Radausflug über eine Entfernung von 60 Kilometern mit einem Verbrauch von 1500 Kilokalorien rechnen.

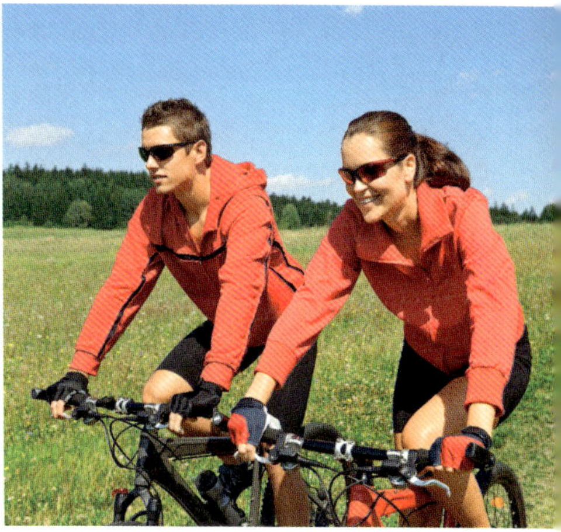

Radlerausrüstung

Das sinnvollste Kleidungsstück fürs Radfahren ist eine Radhose. Eng anliegend – ohne einzuengen – bietet sie optimale Bewegungsfreiheit, ist leicht und trocknet von selbst auf der Haut. Das eingenähte „Sitzleder“ verhindert Sitzbeschwerden meist schon im Ansatz. Aufgepasst: Radhosen werden direkt auf der Haut – also ohne Unterhosen – getragen. Moderne funktionelle Radhosen sind meist durchweg aus pflegeleichten Kunstfasern, so auch das Sitzpolster, und daher schnell gewaschen und schnell wieder einsatzbereit.

Eine ebenfalls sinnvolle Investition ist ein Radtrikot, erhältlich mit langem und kurzem Arm. Es sollte eng anliegen, mehrere Taschen auf dem Rücken haben, ist Wind abweisend und durch einen verdeckten Reißverschluss am Hals gut zu belüften. Die Trikots sind meist leuchtend bunt, denn so werden Sie z. B. von Autofahrern besser gesehen.

Wer viel Zeit im Sattel verbringt, für den lohnen sich spezielle Radschuhe, die eine bessere Kraftübertragung aufs Pedal gewährleisten, und Radhandschuhe. Die Wahl der richtigen Radschuhe hängt zu einem nicht unwesentlichem Teil von Ihrem Rad ab. Lassen Sie sich daher vom Fachmann beraten.

Mit Radschuhen kann mehr Kraft aufs Pedal übertragen werden.

Radhandschuhe sind weniger dazu gedacht, die Hände zu wärmen, sie schützen vielmehr bei Stürzen vor Hautabschürfungen und schonen durch ihre speziellen Polsterungen besonders auf längeren Fahrten Handinnenflächen und -ballen.

Eifern Sie den Profis nach – fahren Sie nie ohne Helm! Moderne Fahrradhelme bestehen aus mehreren Schichten Styropor, sind federleicht, durch viele Luftschlitze gut belüftet, DIN-geprüft und müssen eine TÜV-Plakette aufweisen. Bezüglich der Passform hilft nur eines: einen Helm nach dem anderen probieren. Einen perfekt sitzenden Helm haben Sie nach wenigen Minuten vergessen, obwohl Sie ihn noch auf dem Kopf tragen.

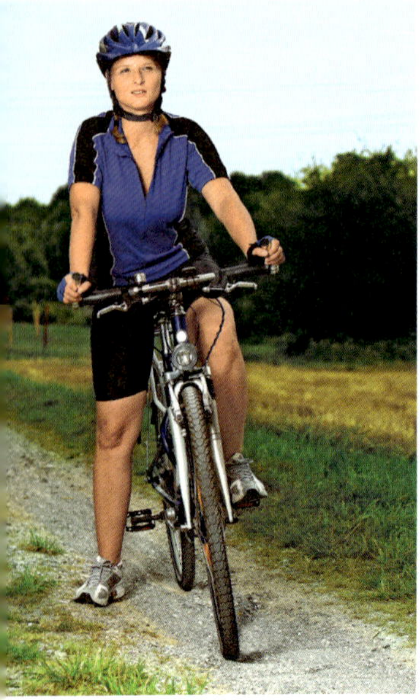

Bleibt noch ein Augenschutz – die Radbrille. Radbrillen sind nicht modisch-schickes Zubehör, sondern ein äußerst hilfreicher Schutz gegen Insekten, aufgewirbelte Staubpartikel, kleine Steinchen und filtern je nach Tönung außerdem die UV-Strahlen.

Training und Ausfahrt

Radfahren ist wie das Schwimmen eine Ausdauersportart, bei der Sie sich bewegen, ohne Ihr Gewicht selbst tragen zu müssen. Gerade deshalb ist die Gefahr groß, dass Sie sich zu viel zumuten. Fahren Sie zu Beginn lieber zwei- bis dreimal in der Woche kurze Strecken von etwa sechs Kilometern als nur einmal eine lange Strecke.

Geben Sie Ihrem Körper die Möglichkeit, sich an die neuen Belastungen zu gewöhnen. Auch Po und Rücken werden kleine Verschnaufpausen anfangs willkommen heißen. Steigern Sie sich in den ersten Wochen auf etwa 30-minütige Fahrten bis zu dreimal in der Woche, wobei Sie die Intensität über Ihre Pulswerte steuern (s. Tabelle S. 75). Planen Sie ab und zu auch eine Eintagestour ein. Da Ausdauer und Fatburning das Ziel sind, sollten Sie die Fahrzeit – immer im Belastungsbereich der für Sie individuell errechneten Pulsfrequenzwerte – alle zwei Wochen um etwa zehn Prozent auf bis zu eine Stunde steigern.

TIPP

Der runde Tritt

Neben verschiedenen Techniken, wie man am besten um die Kurven oder steile Hügel hinauf kommt, ist der sogenannte runde Tritt die Basis jeden flotten Bikens. Darunter versteht man ein gleichmäßiges Pedalieren – Drücken und Ziehen – über die gesamten 360 Grad einer Pedalumdrehung. Und das Ganze bei für Ungeübte ungewohnter, hoher Trittfrequenz. Das subjektive Gefühl, dass das flotte Treten schneller ermüde, gibt sich nach kurzer Gewöhnungszeit. Viele Umdrehungen bei leichten Gängen bedeuten nämlich so gut wie keinen Muskelkater, und durch den runden Tritt vermeiden Sie sicher schädliche Sehnen- und Gelenkbelastungen!

Auf acht Rollen unterwegs

Als Anfang der 1990er-Jahre in Deutschland die ersten Freaks auf „Rollschuhen“, die doch so ganz anders aussahen als die, die wir bis dato kannten, über den Asphalt glitten, ahnten nur wenige, dass sich hier ein äußerst erfolgreicher neuer Sport entwickeln würde. Inlineskaten ist heute eine der Fitnesssportarten schlechthin. Kaum eine Stadt, die nicht mit Skate-Nights wirbt, in denen für die Skate-Versessenen jeden Alters ganze Straßenzüge abgesperrt werden. Skaten ist einfach angesagt.

Gesundes Rollen

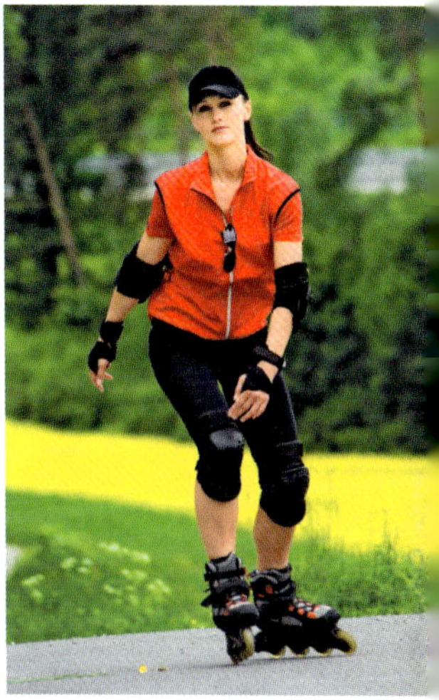

Fast lautloses Dahingleiten auf acht Rollen, sich den Wind um die Nase wehen lassen – Inlineskaten bietet noch eine Menge mehr. Mit der richtigen Technik ist das Skaten speziell für alle, die Probleme mit den Hüft-, Knie- oder Fußgelenken haben, eine gute Alternative zum Joggen. Durch den ständigen Wechsel von Gleiten und Abstoßen werden insbesondere die wichtigsten haltungsstabilisierenden Muskelgruppen der Lenden-Becken-Hüft-Region (Rückenstreck-, Oberschenkel- und Pomuskeln) gekräftigt. Selbst die Bauchmuskulatur bekommt genügend zu tun. Und selbst für Menschen mit bereits bestehenden Rückenproblemen ist ruhiges, gemäßigtes Inlineskaten zu empfehlen. Regelmäßiges Skaten bringt Sie zudem konditionell richtig gut in Form. Da Sie oft schon aufgrund der äußeren Bedingungen – Straßenbelag, Verkehr, aber auch der eigenen Fahrtechnik – die meiste Zeit über eher in ruhig dahinfließendem Tempo skaten, ist das Fahren auf diesen „Schlittschuhen für den Sommer“ ein ideales Fitness- und Fatburnertraining. Außerdem schult Inlineskaten die Koordination, das Gleichgewichtsgefühl und die Beweglichkeit.

TIPP

Inlineskaten – ein Sport für fast jeden?

Skaten macht schnell fit, trainiert fast am gesamten Körper Muskeln, Sehnen und Bänder und es verbessert die Herz-Kreislauf-Funktionen. Ein Sport also für Groß und Klein, Jung und Alt? Wer noch nie auf Schlittschuhen oder Rollschuhen gestanden hat, wird einige Mühen haben, bis er den Bogen – und v. a. das Gleichgewicht – raushat.
Wer Angst vor Geschwindigkeit und vor dem ein oder anderen unvermeidbaren Sturz hat, sollte einmal mehr überlegen, ob dies denn wirklich die richtige Sportart für ihn sein könnte. Bei bereits bestehenden Knie- oder Hüftproblemen sollten Sie sich auf jeden Fall erst einmal mit Ihrem Orthopäden beraten. Gibt er grünes Licht, steht dem Skaten nichts im Wege. Das Verletzungsrisiko beim Skaten ist geringer, als man vielleicht denken mag. Mit der richtigen Technik, einer dem eigenen Können angepassten Geschwindigkeit und natürlich mit der geeigneten Schutzausrüstung verlaufen die meisten Stürze relativ harmlos.

Die Skaterausrüstung

Zugegeben – ganz preiswert ist dieses Vergnügen nicht. Doch haben Sie erst einmal ein wenig ins passende Equipment investiert, fallen später kaum noch Kosten an. Ausgenommen davon ist der regelmäßige Rollenaustausch, der je nach Fahrkilometern und Bremstechnik etwa alle 100 bis 200 Kilometer ansteht. Beim Kauf Ihrer Skates sollten Sie sich unbedingt im Fachhandel beraten lassen. Das Angebot wird nicht nur für den Einsteiger immer unüberschaubarer, ein gründlicher Preis- und Qualitätsvergleich lohnt sich in jedem Fall.

TIPP

Skate-Kauf

- *Kaufen Sie Ihre Inlineskates am Abend. Die Füße sind durch die Belastungen des Tages etwas angeschwollen, und Sie laufen so nicht Gefahr, unter Umständen einen zu engen Schuh zu kaufen.*
- *Nehmen Sie die Socken mit zum Kauf, mit denen Sie später auch skaten wollen.*
- *Probieren Sie verschiedene Modelle aus und rollen Sie im Geschäft etwas auf und ab, um ein Gefühl für die Schuhe zu bekommen.*
- *Die Skates sollen optimal passen. D.h., die Zehen müssen genügend Bewegungsfreiheit haben. Die Ferse muss fixiert sein und darf nicht auf und ab rutschen. Der Fuß benötigt genügend Seitenstabilität, damit ein Umknicken verhindert wird. Darüber hinaus muss der Schuh eine ausreichende Schafthöhe zur Stabilisierung der Fußgelenke aufweisen. Für Frauen werden übrigens spezielle Skates angeboten, die die meist schmalere weibliche Fußanatomie berücksichtigen.*

Nur mit einer Standardausrüstung fahren Sie sicher!

Flitzen Sie nie ohne Protektoren und anfangs auch nie ohne Helm los. Zur Standardausrüstung gehören Hand-, Ellenbogen- und Knieschützer sowie ein TÜV-geprüfter Schutzhelm – das kann auch Ihr bewährter Radhelm sein. Die Schützer sind anatomisch geformt und müssen fest, aber ohne einzuschneiden sitzen. Sie dürfen dabei die Bewegungsfreiheit nicht einschränken. Geben Sie auch hier geprüften Markenprodukten den Vorzug.

Die Skate-Technik

Wer Erfahrungen vom Rollschuh- oder Schlittschuhlaufen mitbringt, wird sich in kürzester Zeit elegant und sicher auf den Inlinern fortbewegen können. Trotzdem sei allen, ob Neu- oder Quereinsteigern, ein spezieller Skate-Kurs empfohlen, schon allein, um das richtige Bremsen und Fallen zu lernen. Denn die meisten Stürze und Verletzungen resultieren aus mangelnder Technik oder überschätztem eigenen Fahrkönnen. Solche Kurse werden mittlerweile von Inlineskating-Schulen, Vereinen oder auch von vielen Sportgeschäften, die Skates verkaufen, angeboten. Neben dem steten Wechsel zwischen Abstoßen zur Seite und ruhigem Dahingleiten sowie Kurvenfahren üben Sie bitte unbedingt das Bremsen! Hiervor haben fast alle Skateanfänger den meisten Respekt. Und dies nicht zu Unrecht. Beim Skaten haben Sie einen vergleichsweise langen Bremsweg. Passen Sie daher Ihr Tempo immer den Gegebenheiten an. Lieber etwas langsam im Schneckentempo voran, als schnell im Graben gelandet.

Üben Sie das Bremsen, denn der Bremsweg ist recht lang!

Heel-Stop

Der Heel-Stop ist die einfachste Bremstechnik. Zum Abstoppen wird der rechte Skate (Bremsskate) nach vorn geschoben, die Fußspitze angehoben und der Stopper auf den Asphalt gedrückt. Ihr Körpergewicht ruht dabei zunächst auf dem anderen Skate, dem Gleitskate. Erhöhen Sie den Bremsdruck, indem Sie das Bremsbein langsam nach vorn strecken und das Gewicht zunehmend auf den Bremsskate verlagern.

TIPP

Nicht in Rücklage geraten!

Strecken Sie den Po nach hinten, senken Sie den Oberkörper nach vorn ab und stützen Sie die Arme auf dem Oberschenkel des vorderen Beins (Bremsskate) auf.

T-Stop

Der T-Stop ist bei Knie- und Fußgelenkproblemen eher weniger zu empfehlen, wird aber trotzdem häufig angewendet. Verlagern Sie hierzu Ihr Gewicht auf den Gleitskate, bauen Sie ordentlich Körperspannung auf, ohne zu verkrampfen, und setzen Sie den Bremsskate quer zur Laufrichtung hinter den Gleitskate. Erhöhen Sie den Druck auf den Bremsskate.

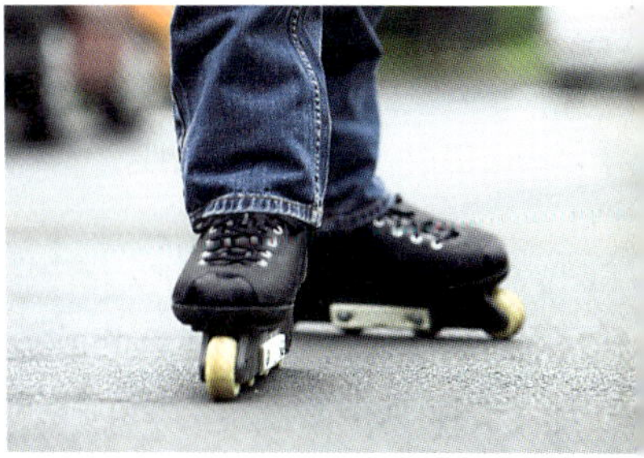

TIPP

Richtiges Bremsen

Halten Sie die Körperspannung und richten Sie den Blick geradeaus nach vorn. Verdrehen Sie sich nicht in der Hüfte – Sie fahren sonst eher unfreiwillig eine Kurve, als dass Sie bremsen. Alle weiteren Bremstechniken sollten Sie sich in einem entsprechendem Kurs aneignen.

Wie oft und wie viel skaten?

Achten Sie beim Fahren immer auf Ihren Puls.

Wenn es mit der Technik klappt, können Sie mit dem Fitnesstraining auf acht Rollen beginnen. Steigern Sie Ihre Ausfahrten langsam von 30 bis auf später 90 Minuten oder sogar zwei Stunden. Zwei- bis dreimal die Woche ist völlig ausreichend, um die Fitness zu erhöhen und überflüssige Fettreserven zu killen. Drehen Sie nicht zu sehr auf, lassen Sie es ruhig rollen und bleiben Sie mit der Belastung immer in Ihrem individuellen Pulsbereich (s. Tabelle S. 75). Damit Abwechslung ins Rollenspiel kommt, suchen Sie neue Strecken aus, legen Sie einen Techniktrainingstag ein, testen Sie, was sich sonst noch alles mit den Skates „anstellen“ lässt: Skilanglauf im Sommer auf Rollen, Eishockey auf Asphalt – Ihnen fällt bestimmt noch mehr dazu ein.

Das richtige Essen und Trinken beim Sport

Sie treiben eifrig Sport und haben trotzdem kein Gramm abgenommen? Dafür kann es mehrere Ursachen geben:

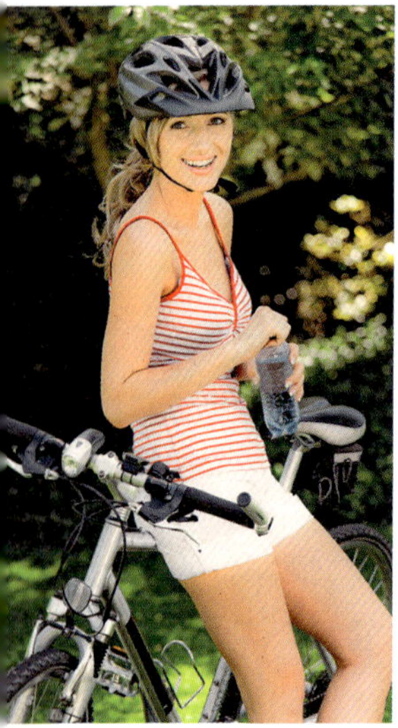

- Ihre Figur hat sich entgegen aller Anzeigen Ihrer Waage dennoch sichtbar gestrafft und deutlich verbessert? Dann ist alles im Lot und kein Anlass zur Sorge gegeben. Ihre Anteile an Körperfettgewebe haben sich durch das fleißige Training zugunsten von Muskelgewebe verschoben. Und da Muskelgewebe schwerer wiegt als Fettgewebe, könnte es sein, dass Ihre Waage sogar etwas mehr als vorher anzeigt.
- Keine Verbesserung der Figur ist zu sehen? Das Bäuchlein will und will partout nicht weichen? Überprüfen Sie Ihr Training! Vielleicht ist die Belastung zu gering, vielleicht trainieren Sie aber auch bei „falschen“ Herzfrequenzwerten.
- Daran liegt es ebenfalls nicht? Dann inspizieren Sie kritisch Ihre Essgewohnheiten. Kann es sein, dass Ihr Hunger größer als Ihr Verbrauch an Kalorien ist? Wer permanent mehr isst, als sein Körper verbrennen kann, muss sich nicht wundern, dass überschüssige Energien als Vorräte für schlechte Zeiten eingelagert werden.

Den Energieverbrauch ermitteln

Jede Bewegung verbraucht Energie, sprich Kilokalorien (kcal), je länger und intensiver die Bewegung, desto höher ist der Verbrauch. Für die Höhe des Energieverbrauchs spielen dabei Körpergewicht, Bewegungstechnik, Alter, Geschlecht und Trainingszustand eine Rolle. Doch wie viel Energie verbraucht bzw. verbrennt man denn beispielsweise beim Laufen oder Radfahren?

INFO

Sportart	Energieverbrauch kcal in 1 Minute	kcal in 10 Minuten	kcal in 30 Minuten
Laufen 8 Kilometer pro Stunde	7	73	218
Laufen 12 Kilometer pro Stunde	12,5	125	376
Laufen 18 Kilometer pro Stunde	16	160	478
Walken 5 Kilometer pro Stunde	5	51	152
Schwimmen (Rücken) 25 Meter pro Minute	2,2	22	66
Schwimmen (Rücken) 30 Meter pro Minute	3,6	36,4	109
Schwimmen (Rücken) 40 Meter pro Minute	6,5	65	195
Schwimmen (Brust) 25 Meter pro Minute	3,1	31	93,6
Schwimmen (Brust) 30 Meter pro Minute	5,3	54	162
Schwimmen (Brust) 40 Meter pro Minute	8	78	232
Schwimmen (Kraul) 25 Meter pro Minute	4,2	43	129
Schwimmen (Kraul) 35 Meter pro Minute	5,2	55	166
Schwimmen (Kraul) 45 Meter pro Minute	6,8	69	207
Radfahren 8 Kilometer pro Stunde	1,3	14	41
Radfahren 16 Kilometer pro Stunde	4,6	47	140
Radfahren 24 Kilometer pro Stunde	9	90	270
Radfahren 32 Kilometer pro Stunde	14	138	415
Inlineskaten 15 Kilometer pro Stunde (nach DGE)	4,6	47	140

Grund- und Leistungsumsatz

Der Energieverbrauch, der beim Laufen oder einer anderen Sportart entsteht, muss zum normalen Tagesumsatz, der sich aus Grund- und Leistungsumsatz zusammensetzt, hinzugerechnet werden. Die Deutsche Gesellschaft für Ernährung e.V. (DGE) nennt für die Berechnung des Grundumsatzes als Richtwerte:

1 Kilokalorie pro Stunde pro Kilogramm Körpergewicht bei Männern und 0,9 Kilokalorien pro Stunde pro Kilogramm Körpergewicht bei Frauen.
Als Leistungs- oder Arbeitsumsatz werden je nach körperlicher Belastung in Beruf und Freizeit pro Tag zum Grundumsatz addiert:

- bei leichter Tätigkeit (Büroarbeit vorwiegend sitzend oder stehend) zusätzlich ein Drittel des Grundumsatzes,
- bei mittelschwerer Aktivität (Handwerker, aktive Freizeitgestaltung, regelmäßiger Sport) zusätzlich die Hälfte des Grundumsatzes,
- bei schwerer Belastung (Bauarbeiter oder mindestens vier Sporteinheiten pro Woche) zusätzlich zwei Drittel des Grundumsatzes.

Der Bedarf für einen Tag (Kalorienverbrauch) beträgt 2400 kcal bei einem 75 Kilogramm schweren Mann bzw. 1868 kcal bei einer 65 Kilogramm schweren Frau bei leichter Aktivität.

An Trainingstagen verbrauchen Sie mehr Energie.

Und wenn Sie trainieren

Zu diesem Gesamttagesumsatz müssen Sie an Tagen, an denen Sie trainieren, den Energieverbrauch hinzurechnen, wie er in der Tabelle auf S. 89 angegeben wird.

Beispiel: Sie wiegen um die 65 Kilogramm und schwimmen in einem Tempo von etwa 25 Metern pro Minute 30 Minuten lang in der Brusttechnik. Sie verbrauchen hier also etwa 162 Kilokalorien – das entspricht dem „Gegenwert" von etwa anderthalb Riegeln einer Tafel Schokolade.

INFO

Berechnung des täglichen Kalorienverbrauchs

Grundumsatz	*+ Leistungsumsatz*	*= Gesamtumsatz*
1 kcal x 24 h x 75 kg	*+ 1800 kcal x 33 Prozent*	*= 1800 kcal + 600 kcal*
		= 1800 kcal = 600 kcal
		= 2400 kcal
0,9 kcal x 24 h x 65 kg	*+ 1400 kcal x 33 Prozent*	*= 1400 kcal + 468 kcal*
		= 1400 kcal = 468 kcal
		= 1868 kcal

Flüssigkeitsmangel und die Folgen

Bei Belastung verliert der Körper eine Menge Wasser, in Form von Schweiß, um den Organismus zu kühlen. Wirklich ernst wird es zwar erst bei einem Wasserverlust von zwischen zehn und 15 Prozent des Körpergewichts, aber bereits zwei Prozent Verlust machen dem Körper gehörig zu schaffen:

Schwimmen für Bauch, Beine und Po

Sie möchten noch etwas mehr gegen Ihre „Problemzonen" tun? Nehmen Sie sich ein Schwimmbrett zu Hilfe, halten es mit ausgestreckten Armen lang vor sich hin und schwimmen ausschließlich mit der Kraft Ihrer Beine. Das trainiert die Beine wie den Po und auch den Bauch, der immer etwas leicht angespannt werden sollte, um eine Grundspannung zu halten. Und so trainieren Sie am effektivsten:

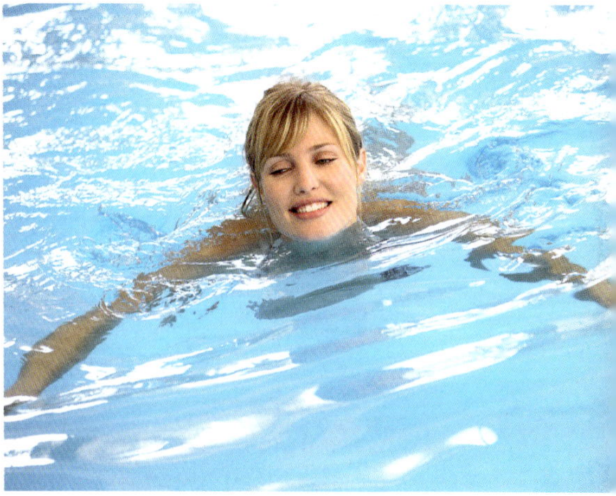

Kraulbeinschlag

Beide Beine bewegen sich wechselseitig auf und ab. Der Bewegungsimpuls erfolgt dabei aus der Hüfte. Doch ahmen Sie kein „Radfahren" im Wasser nach. Die Kniegelenke geben beugend dem Wasserdruck nach, werden nachfolgend gestreckt, wobei Sie sich mit dem Fußrist abwärts kräftig vom Wasser abdrücken. Schaffen Sie eine ganze Bahn (25 Meter), ohne abzusetzen? Steigern Sie nach und nach die Bahnanzahl. Achten Sie auch auf eine gleichmäßige Atmung.

Rückenkraulbeinschlag

Die Technik ist die des Kraulbeinschlags, aber aus der Rückenlage. Legen Sie sich dazu auf den Rücken, strecken Sie die Hüfte, sodass die Beckenknochen ganz dicht an der Wasseroberfläche zu sehen sind. Den Kopf legen Sie aufs Wasser, das Kinn nicht zur Brust nehmen, damit Sie nicht im Wasser „sitzen". Das Schwimmbrett können Sie übrigens in drei verschiedenen Positionen halten. Suchen Sie sich die Ihnen angenehmste aus: Halten Sie das Brett in Höhe der Hüfte auf dem Bauch fest oder legen Sie es unter den Kopf, das erleichtert die Atmung. Eine Alternative wäre, sich das Brett mit gestreckten Armen weit hinter den Kopf zu legen – das begünstigt den Aufwärtsschlag.

Ein Schwimmbrett erleichtert die Atmung und den Aufwärtsschlag.

Brustbeinschlag

Beugen Sie die gestreckten Beine in den Kniegelenken und führen Sie die Fersen beider Beine gleichzeitig bis zum Po, ohne dabei die Knie unter den Bauch zu ziehen. Achten Sie darauf, dass die Zehen angezogen sind. Drehen Sie die Füße nun nach außen, beschreiben Sie mit den Unterschenkeln einen Auswärtskreis, um dann die Beine wieder zu strecken.

- Die Fließeigenschaften des Blutes verändern sich, das Blut fließt folglich langsamer.
- Der Transport von Nährstoffen und Sauerstoff sinkt. Die Versorgung der Muskelzellen ist bereits empfindlich gestört.
- Der Abtransport von Stoffwechselendprodukten wie z. B. Milchsäure (Laktat) wird verlangsamt.
- Die Körpertemperatur kann nicht mehr befriedigend reguliert werden.
- Die Funktion der Nieren und die Versorgung der Muskelzellen wird eingeschränkt.
- Es kann zu Müdigkeit, Kopfschmerzen, Muskelkrämpfen, Übelkeit, Erbrechen und sogar zu Herz-Kreislauf-Problemen kommen.

Wie viel sollte man trinken?

Wer den Körper stärker belastet, sollte auch mehr trinken.

Ernährungs- wie auch Sportwissenschaftler empfehlen durchweg, mindestens anderthalb bis zwei Liter Wasser bzw. 30 Milliliter pro Kilogramm Körpergewicht in kleineren Portionen täglich zu trinken. Je nach Belastung kann sich die Menge an benötigter Flüssigkeit dagegen schnell einmal verdoppeln oder gar verdreifachen. Mehr als einen Liter Flüssigkeit pro Stunde kann der Darm nicht weiterverarbeiten – gleichgültig, wie hoch der Schweißverlust ist.

Halten Sie sich daher an die wichtigste Trinkregel: Häufig kleine Mengen von bis zu 200 Milliliter vorbeugend, während und auch nach dem Sport trinken. Durst ist grundsätzlich der Ausdruck einer negativen Wasserbilanz des Körpers. Wer jedoch erst trinkt, wenn sich ein Durstgefühl einstellt, trinkt einfach zu spät!

Zeit für Regeneration und Entspannung

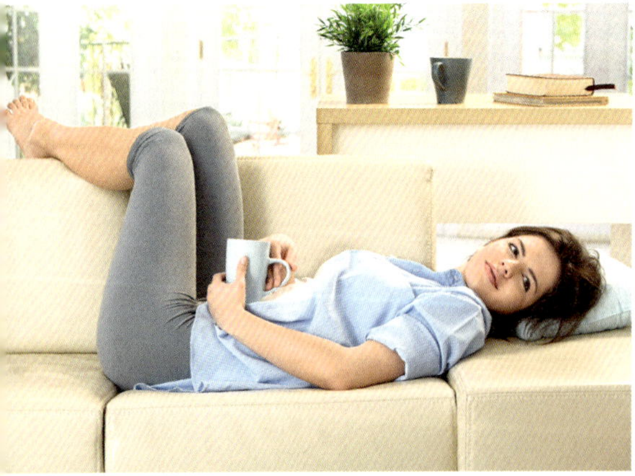

Haben Sie fleißig trainiert? – Dann haben Sie sich Erholung, Pflege und ein bisschen „Seele-baumeln-lassen“ verdient – abgesehen davon, dass Sie mit der einen oder anderen hier vorgestellten „Maßnahme“ so ganz nebenbei Ihrem Ziel Wunschfigur noch ein Stückchen näher kommen. Regenerationszeiten sind aber auch deshalb wichtig, weil sich die durch das Training angestoßenen Anpassungsvorgänge im Körper in den Zeiten zwischen den Trainingseinheiten vollziehen.

Muskeln bauen sich in den Pausen auf, freigesetzte Schlacken wie beispielsweise Milchsäure werden in dieser Zeit abgebaut und die Energiedepots werden ebenfalls in den Pausen wieder aufgefüllt.

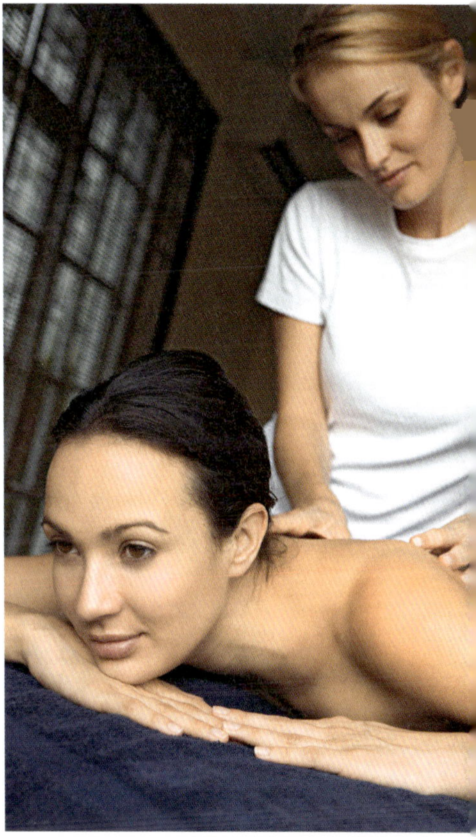

Massage

Massagen werden bereits seit tausenden von Jahren angewendet. Sie sind ein Heilmittel für Körper und Seele. Ziel einer jeden Massage ist es, mit speziellen Techniken, z.B. mit Drücken, Klopfen oder Streichen, einen günstigen Einfluss auf den Zustand des menschlichen Körpers auszuüben. Im Sport, und nicht nur dort, werden Massagen gerne eingesetzt, um

- die Leistungsfähigkeit zu erhöhen,
- das allgemeine Wohlbefinden zu steigern,
- die Stoffwechselvorgänge (auch der inneren Organe) zu optimieren,
- die Regeneration zu beschleunigen und
- Sportverletzungen vorzubeugen bzw. zu behandeln,
- den Flüssigkeitstransport in der Muskulatur zu fördern, wodurch mehr Sauerstoff in die Zellen gelangt und mehr Stoffwechselabfälle herausgelöst werden.

Selbst massieren

Massage erfordert geschickte Hände und v. a. Erfahrung. Durch regelmäßige Anwendung kann man schon bald ein Gespür für den Zustand des Gewebes bekommen und herausfinden, wie viel und wie oft einem persönlich guttut. Übung macht einmal mehr den Meister.

Für den Bauch

Die Bewegungen sollten kreisend sein.

1. Legen Sie die Hände flach auf den Bauch, sodass Sie Ihren Bauchnabel mit Daumen und Zeigefingern „einrahmen". Üben Sie mit den Händen nun abwechselnd leichten Druck mit kreisenden Bewegungen auf die Bauchdecke aus.
2. Legen Sie eine Hand flach auf den Bauch, und „schütteln" Sie Ihre Bauchdecke. Die Hand bleibt dabei flach auf dem Bauch liegen.
3. Massieren Sie mit kleinen kreisenden Bewegungen der Finger nach und nach den ganzen Bauch.

Für die Beine

1. Machen Sie eine Faust und streichen Sie dann mit den Knöcheln mit kräftigem Druck – aber ohne Schmerz – oberhalb des Knies beginnend bis zum Hüftgelenk und mit dem Handballen (Hand dafür öffnen) wieder zurück.
2. Legen Sie jeweils eine Hand innen oder außen, oben oder unten, flächig auf die Muskulatur des Oberschenkels und „drehen" dann gleichseitig, ohne auf der Haut zu verrutschen, nach innen bzw. nach außen. Ganz ähnlich können Sie übrigens ebenfalls Ihre Waden schütteln.
3. Legen Sie eine Hand flach auf den Oberschenkel – der Daumen ist abgespreizt – und streichen Sie vom Knie hoch bis zum Hüftgelenk und dann mit der anderen Hand wieder zurück.
4. Klopfen Sie mit der Faust langsam den kompletten Oberschenkel ab. Bearbeiten Sie in gleicher Weise auch die Waden.

Die Hände liegen flächig auf dem Oberschenkel.

Für den Po

1. Legen Sie die Hände flach auf den Po. Streichen Sie nun die Handflächen gegengleich auf und ab über die Pomuskeln – von der Pofalte bis zum Beckenkamm hin und zurück.
2. Klatschen Sie den kompletten Po mit der flachen Hand von oben nach unten ab. Das lockert das Gewebe.

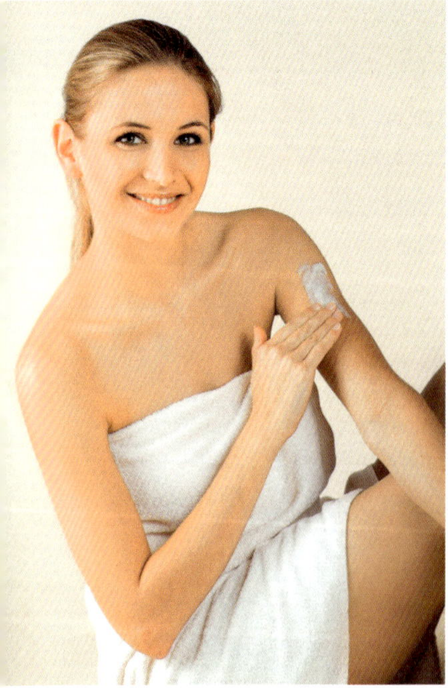

Massage mit Bürste und Handschuh

Massagen mit einem Massagehandschuh oder einer Bürste können zwar nicht die Tiefenwirkung massierender Hände ersetzen, regen jedoch die Hautdurchblutung an und verbessern nebenbei das Hautbild. Dies in Kombination mit Kalt-Warm-Wechselduschen, speziell angewendet an Ihren Problemzonen, strafft und formt nicht nur Bauch, Beine und Po. Massieren Sie in möglichst kleinen Kreisen und immer zur Körpermitte hin (aufgrund des Lymphflusses). Beginnen Sie mit den Beinen, vom großen Zeh an, fahren Sie fort mit den Armen und kommen Sie dann zum Rumpf. Hier massieren Sie vom Po immer in Richtung des Herzens!

Einer solchen Massage sollte am besten das Eincremen oder Einölen der Haut folgen. Das macht sie zart und geschmeidig und duftende Lotionen und Öle umschmeicheln zusätzlich die Sinne. Da entspannt sich die Seele gleich mit.

Register

Bildnachweis

Wir bedanken uns bei allen Bildlieferanten, die uns durch die Bereitstellung von Abbildungen freundlicherweise unterstützt haben.

djd / deutsche journalistendienste: djd / Staatsbad Meinberg GmbH 72; djd / Nationalpark Thayatal 78; djd / Valeant Pharmaceuticals Germany 80
fotolia.com: pressmaster 5; Yuri Arcurs 8; Vania (Hintergrundgrafik) 19, 40, 55, 72, 91; Kzenon 20, 46; Nick Freund 44; dreampix 57; 12foto.de 66; Andrejs Pidjass 69; Jonas Glaubitz 70; Sergey Peterman 81; GaToR-GFX 87
iStockphoto.com: LattaPictures 14; dstephens 29; kelvinjay 47
polylooks: Rene Kampher 6; MonkeyBusinessImages 7, 9, 91, 93; Val Thoermer 12, 40; Zoonar / Val Thoermer 13, 16, 73, 85; Zoonar 15, 32, 71, 92; andresr 18, 23, 55; moodboard 35; CandyBox Photo / Jean-Marie Guyon 77, 83; glamourpixel 84; Erwin Wodicka 88; DeeFoto 94
Oppenauer, Doris: Übungsillustrationen